我需要開刀嗎？

骨科如何正確診斷背痛與肢體麻痛

——牛自健

推薦序

推薦序

我不懂醫學，但我懂牛醫師

——施昇輝（暢銷財經作家）

我從初中一年級，十三歲的時候，就認識牛自健醫師了。我和他初中同班三年，高中同班一年，大學同校四年，然後這幾年每三個月聚餐一次到現在。他的朋友中，或許我出的書最多，所以當他邀我為這本書寫序時，我就當仁不讓、義不容辭了。

我想花比較多的篇幅來談牛自健這個「人」，而不是牛自健「醫師」。醫術再精，若沒有從病人角度出發的同理心，他就只是讓人佩服，不會讓人尊敬。牛自健就是一個讓人佩服，也讓人尊敬的好醫師。

他給我的最深刻的印象就是「認真」、「專注」。猶記得我們在台大一年級的時候，他念醫學院，我念商學系。某個段考的前夕，我到學校總圖書館K書。我一進去，就立刻找了一個空位坐下，沒想到隔壁就坐著牛自健，正在燈下認真讀書。我想不該打擾他，也就沒和他打招呼，逕自準備的課業。念了兩個小時之後，已覺疲累，就想起身回家，看他仍目不轉睛地念書，我決定也不和他說再見，就直接走了。後來跟他提起這件事，他說他完全不知道我坐在他旁邊。

畢業退伍後，他就進了長庚醫院骨科服務迄今，堅持站在第一線為普羅大眾服務。我的父母晚年只要是遇到行動上的問題，我都是帶他們去給牛醫師看診。有趣的是，常常在候診時，碰到其他的同學也帶長輩來，還可以敘敘舊，宛若小型同學會。

若有朋友遇到骨科問題，我都會推薦他們去掛牛醫師的診。不過，有時這些朋友會跟我抱怨，因為他永遠都是滿診，根本掛不到。慕名的病人太多，所以他早上的門診經常到下午兩點都還無法結束。

比較特別的抱怨是，曾有一位朋友帶扁平足的兒子去請他照X光，希望能拿到無須當兵的診斷書。結果拍出來的角度離免疫標準差〇．五度。我的朋友請他四捨五入，但牛醫師堅持不肯。這個小故事也可以看出他的「實事求是」與「一絲不苟」。

他常說，醫院不是「服務業」，因為醫師的職責是「治好」病人，不是「討好」病人。這個態度就體現在他不輕易為病人做開刀決定的醫療理念上，而不同於現代醫病希望立竿見影的主流想法。

因為他的專長是脊椎外科，所以他的病患多半是因為下背痛來求診。有些確實是脊椎病變造成，但很多時候也可能只是因為肌肉發炎。從X光照片中，很難確認肌肉發炎，但很容易看出脊椎的異常。

每個人都不可避免脊椎在長期使用下的生理變化，但醫病都不該據此認為手術是唯一的選項。

牛醫師寫這本書的動機，就是希望導正這個觀念。術後常有病人反映並未改善，顯然病因並非脊椎，但手術本身多少都會對身體造成影響，反而可能會衍生新的問題。

他希望透過這本書，告訴有下背痛困擾的讀者，不要太早自作主張，或許只是庸人自擾，也希望提醒專科醫師，不要匆促做判斷，而該多方求證，才能給病人做最適當的診治。

這本書難免有很多醫學上的專業術語，但牛醫師也舉了很多生動的病例，提供可能有相同病痛的讀者，有一個可以做自我比對的機會。只要有一個病例跟你或你的家人類似，這本書就對你有莫大的價值，一來可以避免無謂的醫療，二來可以對症下藥，讓你或你的家人遠離下背痛的困擾。

我認識超過五十年的牛自健醫師，永遠堅持做對的事：找到對的病因，進行對的治療。

推薦序

正確診斷的重要性——推薦《我需要開刀嗎？》

——陳文哲（前任台北市中山醫院院長）

脊椎骨俗稱「龍骨」，脊椎骨周圍有肌肉、韌帶，脊椎骨內有神經，健全的脊椎讓人可以直立行走、運動、工作及四肢活動自如。一旦脊椎有病變，不僅會引起背部（從頸部到尾椎）疼痛，若傷到神經可能造成走路不穩、四肢酸麻、疼痛、無力，甚至大小便失禁或癱瘓。八〇%的人都曾經有下背痛，四〇%的人都曾經有坐骨神經痛，而下背痛也是四十五歲以下的人無法工作最常見的原因。數十年前曾有演藝人員因脊椎手術的爭議，造成許多人對脊椎手術諱疾忌醫，而延誤病情，但也讓眾人增加對脊椎手術可能風險的認知。近十幾年來，隨著科技的進步，以及脊椎手術蓬勃發展，脊椎手術的病患也日益增加。

牛自健教授在脊椎外科領域從事臨床服務（看門診及開刀）、教學及研究三十年，個性耿直、循規蹈矩、仁心仁術，是脊椎外科領域的名醫及專家。牛教授在臨床上看到有些病人因為診斷錯誤，接受錯誤的治療甚至手術，有些雖然需要手術，但卻做了不適當及不必要的處置。第一線非脊椎專科的醫師，甚至年輕資淺的脊椎外科（包括神經外科）醫師也沒有正確的認知，面對脊椎病患，沒有詳細問診及確實完整的理學檢查（包括神經學檢查），單憑Ｘ光或ＭＲＩ就做診斷及開刀，有感而發，於是著手撰寫這本《我需要開刀嗎？如何正確診斷背痛及肢體麻痛》。

相對於較僵硬的胸椎（前有胸骨及兩側肋骨聯結），頸椎及腰椎活動度較大，容易受傷或退化。臨床上脊椎的病變以頸椎及腰椎較常見，所以書中著重於下背痛及頸部疼痛的原因、診斷、治療及術後的復健。

造成頸部疼痛或背痛，除了脊椎本身可能的病變以外，也有可能是脊椎外的原因。如主動脈剝離或膽囊炎都可能引起劇烈背痛，臀部疼痛無法行走，必須檢查有無髖關節病變？坐骨神經痛必須排除是否梨狀肌症候群或帶狀皰疹？肩部疼痛必須釐清是肩關節或頸椎病變？手麻痛必須確認是否腕隧道症候群或延遲性尺神經病變？即使脊椎病變，除了脊椎本身外，脊椎周圍的韌帶、肌肉、脊椎管內的神經都可能造成臨床症狀，而且除了外傷及退化外，腫瘤及感染也是可能的原因。所以牛教授強調診斷脊椎病變必須整個人評估。

本人在脊椎外科領域服務超過四十年，看過無數脊椎病患，也開過數萬例脊椎手術，發現錯誤的選擇病人及不適當的手術是造成手術失敗最主要的原因，所以完全認同牛教授一直強調正確診斷的重要性。因此書中花了很多篇幅闡述背痛的原因，如何診斷及適當的治療。正確的診斷必須：

（一）詳細的病史詢問；

（二）紮實的理學檢查（包括神經學檢查）；

（三）足夠的影像檢查；

（四）必要的抽血檢查。

而且影像檢查必須與臨床症狀相符才能據以診斷及治療，因為沒有症狀的成年人做ＣＴ或ＭＲＩ檢查，假陽性比例約為三十五％。

隨著科技的進步及微創手術的趨勢，脊椎外科手術的器械、設備及醫材不斷演進創新，但基本的手術原則及手術適應症皆沒有改變，正確的診斷還是最根本的，必須根據正確的診斷做精準的治療，絕大部分的脊椎病變均可用保守治療。手術適應症包括：

（一）保守治療無效；

（二）嚴重的或進行性神經缺失；

（三）嚴重脊椎畸形或不穩定。

牛教授根據其專業的知識及多年豐富的臨床經驗，語重心長地闡述正確診斷的重要性，以及如何正確診斷背痛與肢體麻痛，以避免不必要的手術。此書內容充實，貼近臨床，不僅是一本很實用的背痛衛教書籍，對第一線的臨床醫師及年輕資淺的脊椎外科醫師也有很大的助益。即使本人讀了這本書也獲益良多，值得大力推薦。

推薦序

讓每一個脊椎開刀都拔苦與樂

——陳英和（花蓮慈濟醫院名譽院長、台灣骨科醫學會前理事長）

對於脊椎退化性疾病的患者，「我需要開刀嗎？」真是大哉問。一般人對於脊椎開刀的擔心可能是會不會傷到神經、造成癱瘓等，其實以現今手術技術的進步，這樣的併發症已是不多見。反而是過度診斷、過度治療，造成手術的浮濫，讓病人承受不必要的手術過程、風險、併發症和花費，更令人憂心忡忡。如何讓每一個脊椎開刀都是為所當為、拔苦與樂的手術，才是目前重要的課題。

就此而言，正確的術前診斷評估，以及手術術式的選擇極其關鍵。當脊椎退化的患者面臨要不要開刀時，醫師和病人都必須要先確認兩件事情：

（一）痛源是否真的來自脊椎上被認定的病變部位？

（二）是否到了值得手術的時刻？

前者和退化的病理生理學有關。幾乎每個人到了一定的年齡，就可在影像學上看到脊椎退化的變化，但是，其實這些變化在大多數人卻都沒有症狀。如果輕易地就把病人的背痛與肢體麻痛，指陳為所見的脊椎退化所造成，一定淪為過度診斷，並導致過度治療。對此，牛教授在書中有甚為詳盡的闡述和強調——務必要釐清病痛原因，確定病源來自脊椎的退化性病變，方可考慮脊椎手術。

後者則因為很多病人對手術抱有不切實際的期望，以為只要忍著挨一刀，承受一點開刀之苦，一切問題從此都可以解決。其實，以椎體融合為大宗的脊椎手術，雖然會讓病患得到一個穩定的脊椎，暫時解決疼痛，但手術方式和過程，無可避免地也常會在術後造成脊椎的關節僵硬、肌肉萎縮、鄰近關節破壞等不可逆的變化，與不可忽視的代價，絕對不是如病人所期待，術後就可以重新得到一個年輕健康的脊椎，更不論還會碰上感染、鋼釘鬆脫等併發症。面對這樣的脊椎手術的本質，醫師和患者必須要確認脊椎的病痛，已經嚴重到值得承受這樣的風險和代價，才可考慮手術的施行。牛教授書中闡述保守療法的重要性，融合固定手術的缺點，都是要教讀者慎候手術時機、慎選手術方式。

這是一本病家必須閱讀的書籍。固然醫師應讓他的病人在術前就了解上述脊椎手術的基本原則，但是在現今的醫療環境之下，病人實在無法在時間有限的門診時段獲得這些知識；亦不可能從漫無頭緒、浩瀚如海，又或偏頗不實的網路資料自行攫取相關的課程，這時候本書就可以提供最大的幫助。牛教授以民眾易懂的文字、精采的病例、深入淺出的撰寫，引導病家進入脊椎疾病的病理生理學、症狀學、診斷學、治療學，及復健與預防醫學的領域，讓病患獲得完備而正確的醫學知識，來面對眼前的脊椎疾病。在「我需要開刀嗎？」的關鍵時刻，花費一些時間和精神來閱讀本書是絕對值得的投資！

牛教授精湛的醫術、豐富的學養，近幾年來除了擔任醫學院教授，醫院科部主管，更承擔了台灣脊椎外科醫學會理事長的重責大任，帶領全台灣脊椎外科的發展。專業領域之外，牛教授更花費寶貴的時間精神撰寫了這本「就醫寶典」，填補醫病互動的不足，匡正現代醫療的謬誤，嘉惠更多病患，也讓年輕醫師多所學習，在在顯現教授醫者父母心的情懷，以及醫人醫國的使命感。

期望本書的出刊和傳閱，能夠讓所有的病人享有進步的現代醫療科技，而避開不必要的手術、不該發生的併發症。

目次

若能改善人們對背痛或肢體症狀發生的可能原因的常識，加強相關醫療從業人員對此問題的認知，減少診斷錯誤的機會，避免不必要或太早的脊椎手術的施行。

前言

本人從骨科住院醫師養成訓練完成，考上了骨科專科醫師執照後，就鑽進了脊椎外科此次專科的領域。幾乎九十九・九%的醫療項目都是與脊椎病變相關。三十年前，脊椎手術被公認為既困難又危險的手術，因手術傷及神經的機會較高，手術時間又長，病人接受手術的意願亦較低的情況下，專長脊椎手術的醫師數目不多。但隨著手術技術的日益純熟，新穎脊椎手術的方法的改良，器械與新型植入物的不斷創新與發明，神經外科醫師因騎機車規定一定要戴安全帽的強力執行後，頭部外傷的病人數大幅下降，而轉作脊椎手術等原因的促使下，台灣的脊椎手術數目成等比級數的暴增。

手術數目的增加，是否代表了台灣有這麼多人的脊椎都不好而需要手術治療？在臨床業務中，亦愈來愈多的病人接受手術後，並沒有達到症狀的改善，甚至有更惡化的狀況發生，在本人行醫的三十年來的經驗中，探討出造成脊椎相關問題的症狀，與其他解剖構造的病變產生的症狀很類似，以致容易造成錯誤的診斷，或病人有不止一種疾病於術前未被查覺，到了手術後症狀沒改善，才找出另外的問題。除此之外，脊椎這個構造一旦接受手術治療，不論是減壓或有植入固定物將脊椎融合固定起來，它的生物力學的表現就會有相當程度的改變，而容易產生新的問題，造成病患新的症狀的產生。換句話說，脊椎手術執行的數量愈多，衍生出新的問題數亦愈多。

若能改善人們對背痛或肢體症狀發生的可能原因的常識，加強基層非專科但相關醫療從業人員對此問題的認知，甚至將來有志成為脊椎相關醫療的專科醫生的年輕醫學生，可以提供正確與完善的專業指導。可能可以減少診斷錯誤的機會，甚至亦可避免不必要或太早的脊椎手術的施行，亦自然減少了不良術後反應的機會。在這股強烈的感受驅使下，我覺得將本人如何做出正確診斷臨床心得化為文字，提供給需要的人們參考是非常必要的。若讀者品嘗了這份資料覺得不錯，亦希望介紹給周遭有需要的親友，這樣才能將此觀念普遍化，讓台灣在此問題的醫療品質提升。

從事這方面的醫療經驗累積了近三十年，發現病患因這個病痛的主訴的真正病因，卻有如此多種可能，所以正確的鑑別診斷過程成為最重要的關鍵步驟。

第一章

寫書的動機

台灣的健保制度提供民眾非常便利的就醫機會，不像歐美國家，遇到突發的病痛需先透過家庭醫師的預約診治後，有必要才會再轉診給次專科的醫師診治。這樣的過程常需要至少超過一個月的時間。若要經由急診也必須有符合的緊急條件，急診才會收治。若突然發生的嚴重背痛或下肢痛的原因是肌肉發炎造成的話，大多數的病情都會因其等待期間的休息而得到緩解。所以這個過程所需的數週，甚至二至三個月的期間，可以將因肌肉或筋膜因過度負擔造成疲勞與急性發作的可能病患排除了。因為肌肉發炎這個問題，無法經由某種特別的檢查方法可以證明有無，只能經由保守療法如服用消炎止痛藥，復健如熱敷與適當休息而緩解。

在台灣，有全世界首屈一指便利的健康保險制度，就會因為看診便利，很容易直接掛到次專科的專家門診，例如脊椎專科門診，而專科醫師就會立即安排腰椎X光，甚至短時間內就可以接受電腦斷層或核磁共振檢查。若這些檢查真有發現一些不正常的表現，如退化造成的椎間盤空隙變小、增生的骨刺在椎體的周圍、腰椎滑脫、椎弓解離、不同程度的椎管狹窄等，就會想當然耳認為病患的疼痛就是這些不正常的發現所引起的。又因為便利的健保制度與稠密的醫院分布，在很短的時間內，病患就可以安排接受手術治療。但若病患的疼痛原因實際是肌肉急性發炎造成的話，可能就沒機會去證明這個問題的可能性了。

次專科過度發展的影響，有因次專科醫師過度發展衍生的問題，在此以一個實際發生的例子來說明其潛在的隱憂。

有一位病患因上腹部疼痛不適先掛到腸胃內科。就診醫生立即安排胃鏡檢查，來排除有無上消化道潰瘍，檢查結果正常。得不到診斷，聽人說可能是心臟冠狀動脈狹窄造成缺氧的問題，所以又掛了心臟內科門診，安排了心電圖與超音波檢查，結果下次門診看檢查結果也是正常！最後實在受不了掛了急診，做了腹部超音波，才終於發現膽囊結石合併發炎——確定了病因。接下來治療膽結石與發炎，症狀才得以改善。

雖然好像在聽一個故事，但究其整個事件的原因就是次專科的過度發展，次專科的醫師只專注於他（她）所專長的疾病的診斷與治療，卻忽略了在安排檢查之前可能要經過鑑別診斷的過程。例如，詳細地病史詢問，包括有無任何疾病史，症狀持續時間，有無相關的因素等；與對病患做仔細地系統性的理學檢查的過程。可能因病患掛號太多人，而無法在這方面花費太多時間，以致忽略。另外，台灣的醫療系統沒有強制先經過家醫科（全科）的篩檢，再依可能懷疑的問題轉介給適當的次專科來診治；病人可以直接找次專科的醫師來看診，如此一來反而造成上述案例發生的可能，繞了一大圈才得到正確診斷。還好前面的兩個次專科沒有發現任何不正常，否則萬一檢查發現有不正常，搞不好就會先接受那個不正常問題的治療，但是因為不是症狀的原因，治療就可能沒有效果，亦就是不必要的治療，甚至會造成因治療而衍生的後遺症或耽誤病情，對病患產生更多的問題，尤其是手術這種治療。

病患或家屬可能會有疑問，為什麼檢查有腰椎退化、有骨刺，而卻不需要立即接受手術等治療，原因為何？人類由孩童期間，經過學生時代、就業、成家一連串的生活與工作歷練，中間亦不乏遭遇一些受傷的事件，骨骼構造如脊椎長期接受上述的各種負荷與外力傷害，一定程度地磨損與骨刺增生是無法避免的，也是每個人在一定的年齡，或多或少在骨骼構造上，皆會由X光或電腦斷層與核磁共振檢查中看到一些退化的變化。只是這些變化並非在病人發生症狀時才出現，而是原本就存在的。所以當病人突然發生數日或一兩個月的困擾難耐症狀時，或是每年發作一至二次、時好時壞的症狀時，病因不一定就是來自於X光或進一步檢查發現的退化病變所造成的。因為即使有這些退化狀態時，曾經好長一段時間沒有感受到不舒服。所以臨時的症狀發作，若沒有發現有明顯的、客觀的骨骼長東西或不穩定，神經功能明顯缺失、血管阻塞或破裂等明顯的因果關係的病變時，「肌肉發炎」這個沒有檢查可以用來診斷，但一定須想到與排除的病痛原因，是必須要列為鑑別診斷可能病因中之一項。否則在做最後診斷病因與決定治療方法的決策時，就會產生極大的不同，治療結果亦會因此而產生很大的差別，可能就是完全沒效與滿意的兩極化不同。

在門診時，常會遇到病患拿著外院檢查的脊椎X光或核磁共振的光碟片，開口就說外院的醫師說他（她）長骨刺或椎間盤突出壓到神經，要幫他（她）手術治療。可是經過詳細詢問病患一些症狀特性與理學檢查，再配合帶來的光碟片檢查結果發現，病患無明顯神經壓迫的狀況，而且核磁共振沒有可以解釋病人症狀相關的椎管狹窄或椎間盤突出的原因。只是有表現出一些不是長在椎管內的增生骨刺，或椎間盤在T2W條件下呈現水分流失，而呈現的黑色的影像與高度變小，或椎管有輕微的黃韌帶肥厚，但仍不足以造成椎管內神經壓迫的程度。有時，表現病變的位置與病人症狀互不相干，如病人表現麻痛在右大腿前側，但核磁共振呈現輕度的左側椎管內，第四、五腰椎間盤軟骨位置有輕微的椎間盤突出。因為第四、五腰椎的椎間盤突出，應該造成的症狀是左側第五腰椎神經負責的大腿後側傳到小腿外側，再到足背大拇趾的位置的感覺異常，而非大腿前側。所以病患症狀的原因絕非核磁共振呈現的不正常引起的，而可能是股四頭肌過度使用所造成的肌肉發炎，可能是長時間站立或勞動累積造成的。但是有不少的醫師會直接用X光或核磁共振呈現的退化表現來診斷病患主訴的原因。

曾經就遇到病患回診分享他過去因下背痛曾經看過我的門診，當時告知他的問題可能是急性肌肉發炎，建議保守療法。結果確定不久，症狀就逐漸消失。但是他的朋友就因無法忍受而去接受他院的手術治療，結果症狀反而變得更嚴重。有些時候病人症狀的原因，亦有可能同時因為骨骼退化的病變與肌肉發炎兩種病因所造成的。骨骼退化的脊椎不穩定，過度變形或骨刺壓到神經可以由手術來治療；而肌肉發炎則無法用手術來置換肌肉。但究竟病人造成這次症狀的原因何者所占的成分較重？這個答案常無法事先可以清楚釐清。所以常遇到病患苦訴接受手術後，症狀仍然沒有完全好，甚至差別不大。可能原因就是手術只能處理骨骼的問題；但是肌肉的問題手術無法解決，手術本身亦會多少造成肌肉的傷害。導致手術後症狀的改善常會無法令病人滿意；甚至若術前症狀的成因主因肌肉發炎造成而非骨骼的原因，手術後自然症狀無法改善。

此外除了脊椎，肌肉的病變可能造成下背痛或下肢麻痛無力的產生，另外還有其他不同部位的骨骼病變，下肢血管阻塞造成的缺血性病變、神經系統的病變等亦都可能造成下背痛與下肢症狀。所以單獨的一個下背痛，可能造成的病因卻有這麼多的可能性，而非只有腰椎長骨刺這個可能性。

在從事這方面的醫療經驗累積了近三十年，發現病患因這個病痛的主訴的真正病因，卻有如此多種可能，所以正確的鑑別診斷過程成為最重要的關鍵步驟。想經由一些心得分享，不論是給一般民眾或是相關科別的年輕醫師參考，建立正確的觀念，希望因此大部分的病患都能得到正確的診斷與有效的治療，才是醫療的最大目標。

為何下背痛會隨著年代變遷，而有日趨嚴重與普遍？

根據個人從事這方面的醫療行為三十年的觀察，可以歸類為運動與休閒習慣的改變，與工作內容的改變。

第二章

下背痛的時代背景

全人類在一生中有八〇%的人有曾經遭遇下背痛的發作經驗，另有報告亦曾提到大於四分之一的成年人，在過去三個月內曾遭遇過下背痛之苦，可見下背痛在人類日常生活發生的頻率是非常普遍的。有的人只痛過半天就消失，有的人會持續一二週，亦有的人會持續數個月甚至數年。

因為人是直立的動物，所以發生下背痛一定會造成生活上極大的不便與困擾，甚至無法正常生活與工作，亦因此造成醫療花費上相當比例的負擔。因背痛問題，健保局每年負擔的醫療費用占了相當重的比例，且逐年持續上升中，而且下背痛盛行率逐年增加中，發生的平均年齡亦逐年下降；發生病患數更是隨著年齡增長而增加。

為何下背痛會隨著年代變遷，而有日趨嚴重與普遍？根據個人從事這方面的醫療行為三十年的觀察，可以歸類為運動與休閒習慣的改變，與工作內容的改變。

運動與休閒習慣的改變

民國四〇、五〇年代出生的世代，在兒童、青少年時期，除了上課以外的時間大部分都會在戶外從事各類動態活動，如跳繩、「衝關」、「跳房子」等娛樂，與籃球、棒球、躲避球等球類運動。那個年代，沒有電動遊戲，沒有電腦與手機。一方面亦是因為當時人、車、房密度不高，所以可能活動空間較大。但是六〇年代以後出生的世代，因為活動空間逐漸變小，加上3C產品的發明與流行，改變了兒童與青少年的活動消遣的習慣。因為人的功能除了正常發育以下，適當的運動訓練占了重要的角色，尤其是人類活動相關的重要肌肉群，在經過這段發育期的訓練，可以造就未來生活與就業所需的最大肌耐力狀況。換句話說，若這段期間的肌耐力訓練是強而有力的，自然就較能抵抗未來生活與工作的負擔所需，較不易疲乏。肌肉疲乏就容易產生發炎現象，而引起疼痛。背部核心肌群是人類站立、坐、彎腰、負重等動作的主要負責肌肉群，若產生疲勞發炎，就容易產生下背痛。

工作內容的改變

年齡在六十歲以上的長輩，在工作型態上，較費勞力的工作占較大比例，如傳統農業與較重人力的生產性與建設性工作。而六十歲以下的國民，與電腦相關的白領階級、精密製造業的工廠作業員比例明顯上升。不同工作內容的比例改變，造成不同原因的下背痛的比例消長。過去年代中，因工作勞動力較高，容易造成傷害性或過勞性的致病原因；而年輕世代，則是長時間固定工作姿勢而造成的疲勞性致病原因。

不同世代因為在發育期與工作前的運動休閒習慣改變，造成養成的儲備肌耐力不同；加上進入職場工作型態的不同，產生下背痛的致病機轉與盛行率亦因而改變。過去年代可能只有從事勞動工作者，較易發生下背痛有關的問題，而上班族在當時電腦尚未發明或不普及，可能較少會發生下背痛。但現在資訊科技發達的年代，可能不論何種工作，各個年齡層因上述兩個因素，皆有其理由而容易造成下背痛的發生。

人體背部的解剖構造：

＊ 皮膚

＊ 肌肉

＊ 脊椎

＊ 脊椎內的神經

＊ 血管

以上各構造產生的病因都有可能引起下背痛。

第三章

下背痛的原因？

我們人體背部的解剖構造，由外而內為皮膚、肌肉、脊椎，以及包在脊椎內的神經，與脊椎前位的大血管，以上各個構造產生的病因都有可能引起下背痛。

皮膚

由皮膚的問題造成嚴重單邊背痛、臀部痛，甚至可能下傳至大腿或更遠會到小腿的，最常見就是帶狀疱疹。

產生的症狀通常是急性且劇烈的疼痛，幾天後會在患部皮膚開始出現成群的水疱狀濕疹。約莫兩週，水疱會結痂而慢慢脫落，但疼痛會轉成鈍痛，且會維持較久的期間。因為會傳達到小腿位置，類似坐骨神經的症狀，所以在鑑別診斷不能忽略此可能的病因，且一定要記得探視下背或臀部、大腿後外側、小腿後外側，有無成群且呈帶狀走向、有水疱的濕疹出現，以免做出錯誤的診斷，想到腰椎間盤突出的問題去了。

肌肉

在皮膚以下與脊椎骨骼之間的構造是背肌的構造，因肌肉或筋膜短時間內或長期的過度使用，會造成肌肉受傷或疲勞，而產生急性或是慢性發炎反應，使病人事後產生不同程度的局部疼痛的症狀。有的人會嚴重到任何動作皆會加劇症狀而無法動彈；有的人是在做某些特定姿勢時才會產生症狀。疼痛的範圍亦可由背部向下延伸至臀部大腿後側至膝窩。

生活中的所有動作與姿勢，皆是由骨骼與參與的肌肉收縮共同將其完成。骨骼構造是支架，而肌肉則是周圍的皮帶般的彈性組織。當動作所需的力量很大，或長時間承受持續性的負擔，最先發生問題的會是肌肉疲乏，再來才會是骨骼的磨損。背肌因外力太大可能會造成急性拉傷，但不太會扯斷。受傷部位可能出現腫、痛，動作嚴重受限。

若是長期姿勢不良或勞累造成的慢性發炎，發生症狀的時間是發炎程度累積到超過臨界點時，才會產生症狀。這個時間點可能是簡單如彎腰拿東西、起身、轉身等非足以受傷的動作；亦常發生於由不動的姿勢轉變至活動姿勢的過程中，如久坐起身、早晨由床上起身的過程。亦常有人開始活動後症狀會逐漸緩和，所以在忙碌的活動期間又不會感受到不適的疼痛。以上的症狀表現是肌肉性發炎的典型症狀。

我的解釋是，肌肉感受疼痛症狀的原因，是發炎產生的發炎性化學物質堆積在患部，因不動時，血液循環較緩慢，故局部這些物質的濃度高而易造成疼痛；開始活動後，血液循環會加速，亦加速了這些發炎物質被輸送出去，而使濃度降低，使症狀因而減輕，這也解釋了為什麼慢性發炎所造成的肌肉疼痛，可以使用熱敷來改善症狀。但急性時（小於七十二小時內），因局部急性發炎的血管滲透性增加，故產生腫脹，若此時熱敷，反而會加速組織液由血管中滲出，而加重腫脹程度，而使局部壓力上升，脹疼加劇，此時最好的方法是「冰敷」。

肌肉因性疼痛（myofascial pain syndrome，又稱筋膜疼痛），在背痛的致病原因中占了一個重要的地位，但亦容易被忽略，因為缺少一個可以有效偵側出肌肉有發炎的檢查——除非肌肉中有長腫瘤。但是在診斷過程中一定要考慮此原因是否存在。

曾經有一個前瞻性的研究，收集了約八百位一般民眾追蹤十二個月，結果在此期間，有五分之一的受試者發生了下背痛，大部分的症狀是輕微的，只有約一%有嚴重症狀，〇·四%會嚴重到無法自理生活。四分之一的疼痛者症狀會消失，其中的四分之一在六個月內會再度發作。另外有報告指出，全世界八〇%的人口，在其一輩子中至少會經歷過一次背痛的發作。

即便在診斷過程中，有一些影像檢查有發現病患背部脊椎構造上的退化現象時，仍需要考慮「肌肉」這個可能的病因。

筋膜疼痛症候群在疼痛部分常可以找出一個明顯的壓痛點（trigger point），故可以在壓痛點注射類固醇與局部麻醉劑的組合藥物，或高濃度葡萄糖，相當比例的急性症狀患者可以有不錯的改善，亦可以得到

可能是此診斷的依據，但通常只限對急性疼痛的患者較有效。

脊椎

一般民眾大都會認為，發生背痛的原因就是代表脊椎骨長骨刺（骨關節退化——俗稱「骨刺」）了，甚至也是一般非專科醫師的印象。因為只要安排照脊椎的X光，就可以看到骨骼有不同程度的退化現象，就更容易導引連醫師都可能做出脊椎長骨刺的診斷，而開立了針對骨刺的治療。

骨骼或關節有退化的變化，是否就一定會產生症狀呢？其實，骨骼關節的退化狀況是有特別的病理狀況與程度，才會產生症狀的。譬如超過一定年齡（大於四十歲）的正常無症狀者的脊椎骨，亦會表現出因長時間生活、工作，與遭遇特定原因（如受傷、外力撞擊、負擔等）後，在脊椎體的四周出現尖尖的，或多出的米粒狀骨化物增生、脊椎椎間盤高度下降等的變化。但是它們沒有脊椎體間不正常的位置改變，或活動過度的狀況，這些常見於中老年人脊椎骨退化現象，是不會產生症狀的。

至於會產生背痛的脊椎骨病變有哪些呢？

脊椎骨是一個如火車車廂互相聯結的構造，由七節頸椎，十二節胸椎，五節腰椎與薦椎、尾椎所組成。每節脊椎骨之間由前面的椎間盤軟骨，後面兩側各一的小面關節，與前、後縱韌帶、黃韌帶、脊突間韌帶將各節脊椎骨做穩定聯結，維持活動時各節間的穩定度，再與周圍的肌肉合作，達到人類各種姿勢的完成，與脊椎骨內所通過的脊髓神經的保護功能。

倘若脊椎骨間的關節（如椎間盤或小面關節），因退化的過程產生不穩定的現象（如角度變化過大，如矢狀面駝背或冠狀面側彎）；或位置間的互相移動（如前後滑脫，兩側的位移）；或是關節退化性發炎（如椎間盤退化造成的椎間盤因性背痛，或小面關節腔滑囊炎或積水），以上這些狀況，才是脊椎骨退化會造成下背痛的原因，而非X光檢查發現脊椎骨有退化就一定是造成病人背痛的原因。

脊椎內的神經

腦是掌控身體所有動作的中樞，由腦部發出的訊息或命令，由腦延伸出來的髓神經（spinal cord）在脊椎的環狀骨骼構造保護下，向下經由頸椎、胸椎乃至腰椎與薦椎，每節分別有分出來的神經根往外延伸到四肢與軀幹，靠其負責感覺與運動的功能；另外亦分出負責自律神經（交感與副交感神經）掌管器官功能協調作用的系統。由腦發出的指令由此神經系統向下傳導；相同的四肢或軀幹周邊的功能狀況，亦由此管道向上到達腦部，隨時提供腦部即時訊息。在每節腰椎分出來的神經，局部會延伸至附近椎間盤的邊緣與小面關節；另每邊各有一條神經根會向下肢延伸至各自負責的部位。

若椎間盤或小面關節有嚴重退化狀況，造成發炎反應嚴重或不穩定，就會刺激該處的神經末梢而產生下背痛。

若神經根受到退化產生的骨刺，或不穩定骨骼構造，或破裂突出的椎間盤軟骨所壓迫，則會產生該神經根所負責在下肢部位的感覺異常（如麻木或疼痛），運動功能低下（無力或神經性跛行），甚至更嚴重會造成大小便失禁的情況。

雖然負責下肢感覺與運動功能乃第二至五腰椎與第一薦椎神經根負責，但是否下肢無力只會在以上這些神經根有問題才會發生？實際上，若病人還有另外一種可能就是腰椎以上，如胸椎或頸椎或甚至腦部有病變，造成髓神經或上運動神經元（upper motor neuron）壓迫時，亦會造成病人表現雙下肢無力的症狀。

血管

若有急性下背痛且疼痛指數高，老年人尤其好發的一個可能原因，就是下主動脈剝離。它解剖位置在腰椎的前方。可以在腹部中央能摸到一個脈動的腫塊（可能須有經驗的醫師觸診才感受到），X光檢查可能會發現脊椎前的主動脈有明顯鈣化現象，確切的診斷還是須電腦斷層與專科醫師的介入。

下肢的症狀不一定是腰椎的病變造成的，胸椎或頸椎，甚至腦部有病變，亦會因而產生髓神經病變。正確的最終診斷，決定了正確的治療方法，亦決定是否有效解決病痛。

第四章

如何區分下背痛或下肢疼痛真正的原因為何？

這個議題我會從本人身為一位專科醫師的角度來闡述，讀者可以利用來判斷自己或親朋好友發生這類問題時，可能的原因會是什麼？再以此臆測去看專科醫師時，印證診斷是否相符，或可用來與醫師之間的討論，以更了解自己的問題為何，並判斷所接受專家或醫師所給予的治療是否適當。

接下來，列舉一些在門診時遇到的病患經歷，解釋本人想寫這本書的理由。

病例一

二十七歲男性，銀行櫃台人員，主訴下背痛，無下肢症狀，有兩個月左右。曾到居家附近骨科診所診治，接受腰椎X光檢查，告知腰椎間盤突出，需要接受腰部牽引復健。就診時，告知症狀反而愈牽引愈痛。回顧病人的X光腰椎正常；理學檢查無任何一邊下肢有神經功能異常，做下肢伸直膝關節抬高測試（straight leg raising test，簡稱SLRT），雙側皆可以抬高到八十度。

正確的診斷為下背慢性腱膜炎，乃工作長時間使用電腦所致。予以衛教改變工作固定姿勢的時間，工作中間適當的間斷讓肌肉休息，與教導背部伸肌肌耐力訓練的運動，結果症狀得到緩解。腰椎X光檢查中椎間盤是脊椎骨上下椎體間的空的部位，因為椎間盤是軟骨，所以X光是穿透不顯影的。影像是看不到椎間盤的，換句話說，單獨的X光檢查是無法看出有無椎間盤突出。而是經由詳細的理學檢查，如：SLRT有無抬高至七十度以內時就產生不適的下肢後側疼痛，與有無運動功能無力的情況。

若有這些不正常表現，再安排核磁共振檢查，看有無對應的椎間盤突出，才可以正確地做出診斷。

病例二

四十五歲女性，工廠作業員，主訴下背痛與雙側臀部至大腿後側酸痛，有半年之久，早上起床時會較痛。在區域醫院診斷為腰椎椎間盤空隙變小，建議接受手術放支架，把椎間盤空隙復原，故來門診請教意見，詢問病人行走距離並無變短情形，理學檢查無下肢神經功能缺損，但於雙側骨盆上緣與臀肌處有明顯壓痛點；X光無腰椎不穩定的現象，如滑脫或大角度側彎，或骨骼遭侵蝕現象，只有腰椎椎間盤第三四節，四五節高度有變小的情形，腰椎核磁共振亦無明顯椎管狹窄與神經壓迫的狀況，腰椎椎間盤在Ｔ２Ｗ條件下有呈現變黑的情形。

最終診斷為下背慢性腱膜炎。予以衛教改變工作內容與背部肌耐力訓練運動，症狀亦緩解。因腰椎椎間盤會因長時間的承受、負責而造成結構改變、塌陷，內含的水分亦會逐漸流失，而造成核磁共振檢查呈現缺水的低訊號表現（呈現黑色，若富含水分會呈高訊號的白色表現）。但是椎間盤退化而造成高度減少，並不一定會產生症狀。故就影像檢查就診斷病人的症狀的原因是椎間盤退化，而建議手術該椎間盤內置入支架，有可能是無效的治療。

病例三

七十八歲男性，主訴下背與左下肢疼痛多年，並愈來愈嚴重有三個月之久。已經無法在工地工作，無法走遠。曾至中型地區醫院看診，告知為腰椎第三四節、第四五節滑脫長骨刺，建議接受腰椎減壓與融合固定的手術治療，故來就診詢問第二意見。

病人帶來於外院檢查的腰椎X光片與核磁共振。發現此X光片乃針對腰薦椎的檢查，故正面片只有包括脊椎與骨盆的中間部分有被顯像，但雙側的髖關節並無法顯現於此影像中。側面片有發現第三四、四五腰椎有一度滑脫（滑脫的距離小於第五腰椎椎體上緣前後長度的二十五％）；腰椎核磁共振檢查，呈現腰椎第三四、四五節雙側有輕度且相同程度側隱窩處狹窄的情況。

但由於門診中給予病人執行的理學檢查過程中，請病人行走，發現病人左側下肢於著地時，有減少腳掌著地以緩解疼痛加劇的企圖，而有跛腳的步態。讓病人躺平時，給予左側髖關節執行「彎曲－外展－外旋－再伸直」（flexion-abduction-external rotation-extension，簡稱FABERE）的連續動作時，病人會感受左側髖關節有相當的疼痛感；而右側髖關節執行同樣的檢查時，病人不會感受不舒服的結果。在神經學的一系列理學檢查則並無發現有異常之處。

因FABERE檢查陽性反應，是判斷髖關節或是薦骨恥骨關節有無病變時的重要參考，而原醫院執行的X光檢查皆無法看到髖關節的狀況，故安排病人另外照一張站立的正面涵括整個腹部的X光，此醫學上檢查名稱為「腎臟－輸尿管－膀胱檢查」（kidney-ureter-bladder examination，簡稱KUB）。此檢查就會包括整個骨盆，含雙側髖關節。結果發現左側髖關節有嚴重退化性關節炎（關節腔空隙消失與股骨頭變形）。

所以這位病人的診斷為左側髖關節退化性關節炎。需要的治療是左側人工髖關節置換，而非腰椎的手術。腰椎雖然已有滑脫與輕度雙側椎管狹窄，但病人症狀與其無相關。因為臨床經驗中偶會遇到相同問題的病人先接受腰椎手術，但症狀完全沒改善，後來才被發現亦有髖關節問題的案例。

病例四

七十三歲男性，有糖尿病、高血壓與冠狀動脈狹窄放過支架的病史。主訴下背痛與雙下肢麻痛，左下肢較為嚴重。家屬提及病人過去常會騎自行車出去串門子，但最近已有一年多無法出門運動。曾在外院做過腰椎核磁共振檢查，被診斷為腰椎管狹窄，建議手術治療。

就診時有詢問病人雙側下肢麻痛分布區域如何，回答膝蓋以下全部麻，無前後內外區域的差別。故理學檢查時除了全套神經功能測試外，亦觀察了病人雙足的皮膚顏色、外觀，與觸摸膝膕動脈、後脛動脈與足背動脈的脈搏強度。發現皮膚顏色偏白，按壓腳趾腹皮膚顏色由白轉紅的速度慢；皮膚紋路較淺，偏薄；脈搏較弱難以清楚感受。懷疑病人有下肢缺血性病變（按：缺血性病變，主觀會有肢體缺血而氧氣供給不足的疼痛與麻木感，走路與騎自行車皆會因養分供給不足而受限。但腰椎椎管狹窄只會造成走路距離的限制，但對騎自行車的運動不受影響，因為椎管狹窄在彎腰時會緩解神經壓迫的嚴重度），而安排下肢動脈多普勒超音波（Doppler）檢查。

結果病人確有雙側股動脈狹窄，左側較嚴重。轉介給心臟外科給予適當治療，而不須接受腰椎手術。

病例五

八十歲女性，主訴右側臀部，大腿後側難耐性疼痛有一個多月，因行走困難，坐立難安，而由家人陪同來急診就診。於急診予以安排腰椎X光檢查。檢查結果呈現腰椎第四五節退化性滑脫。在可能是因此造成椎管狹窄與神經壓迫導致嚴重的症狀，而予以再安排進一步的核磁共振檢查。結果也是呈現腰椎第三四、第四五節關節處有嚴重椎管狹窄，但無椎間盤突出的病變。故由急診科醫師照會專科會診，希望能安排手術治療，但是在專科仔細的理學檢查下，並無發現下肢神經功能有缺失；右側下肢的膝關節伸直抬高的測試時，六十度會引起病人右臀與大腿後側明顯的疼痛感；但是再給予右大腿於髖關節彎曲情況下予以內轉（小腿向外轉）的檢查，亦同樣造成病人極強的痛感（此檢查是測試有無犁狀肌發炎造成梨狀肌症候群的理學檢查）。

所以在病人右側臀部造近骨盆的明顯壓痛點，注射入類固醇與局部麻醉藥的混合藥劑的診斷用測試。藥劑注完後在病人翻身下床時，主訴原來的疼痛完全消失。如此的結果就確定了病人這次病痛的主要原因是右側犁狀肌症候群，而非腰椎椎管狹窄。換句話說，病人雖亦有腰椎椎管狹窄的問題，但目前尚無任何相關的症狀表現，自然尚不須治療她的腰椎椎管狹窄。梨狀肌症候群的疼痛亦因為症狀在注射藥劑後有明顯緩解，故只須繼續避免久坐，或長時間與頻繁地彎腰與蹲踞等，有需要再輔以梨狀肌的復健治療。

病例六

三十八歲男性，業務員。主訴左臀、大腿反覆性疼痛發作有數年之久，症狀後發有三個月，於診所就醫診斷為椎間盤突出，接受拉腰復健治療無效。

門診時予以理學檢查，發現將病人左下肢做膝關節伸直抬高時，病人的臀部會跟著抬離床面，且病人髖關節的內轉明顯受限。再請病人站立，在雙膝與雙腳皆併攏的情況下蹲下時，病人會無法彎膝全蹲，且會向後倒。病人蹲下時，需雙下肢外展，才能蹲下，左側臀部外表甚至已有明顯凹陷萎縮的現象。

這位病人的正確診斷為左側臀肌纖維化，造成髖關節彎曲坐下時，纖維化的臀肌會向前卡到股骨近端的大轉子的構造，而不會如正常的肌肉有伸展性。所以雙膝併攏時，無法做到髖關節彎曲的動作，而必須大腿外轉才能讓纖維化的臀肌不會被大轉子卡到，才能完全蹲下，此姿勢好似青蛙，故又俗稱「青蛙肢」。因為工作上須久坐或反覆勞動工作，造成臀肌頻繁地卡到與負擔而造成急性發炎，產生臀部以下至大腿外後側，甚至小腿的酸痛感。容易被誤診為椎間盤突出。

病例七

七十六歲男性，主訴半年前因背痛與下肢酸痛的問題，於外院接受腰椎骨刺清除與融合固定手術，但是術後背痛與下肢症狀卻持續存在，甚至無法走遠，需以輪椅代步。有巴金森氏症的病史，長期於神經內科門診拿藥治療。門診就診時理學檢查無下肢神經功能缺損，無病理性反射動作增強；但臉部表情較呆滯，手指會不自主顫抖，走路的步伐緩慢。腰椎的X光檢查有發現腰椎有四節被螺釘固定，無鬆動移位或鄰近節病變的問題。

這位病人的問題，實際是巴金森氏症造成的肢體關節僵硬，慢慢引起病人背部與肢體的酸痛，而常被誤會成一般的酸痛，又病人常是老年人，腰椎大都已有相當程度的退化，亦就容易將病人感受的酸痛，誤會由腰椎的退化問題所引起，而接受了腰椎手術治療。但是手術造成的傷口疼痛，與內固定造成的僵硬，反而會加重病人的不適感。

病例八

五十五歲男性，因一年多以來，下背痛與雙下肢無力的困擾而求診。於門診中予以安排腰椎的X光放射線攝影檢查，發現有腰椎第四五節退化性滑脫，遂行安排腰椎核磁共振的檢查，結果亦確有發現腰椎第四五節的椎管有狹窄。在病人的同意下進行了第四五腰椎的後位減壓與融合固定術。但是於術後三個月的回診時，病人仍抱怨下肢無力的情況仍持續存在，無法走遠。所以手術醫師懷疑是否有下肢缺血性跛行（ischemic claudication），常見在下肢血管有動脈硬化造成的缺血性病變（peripheral arterial disease，簡稱PAD）。故再給予病患安排下肢動脈多普勒超音波檢查，但是檢查結果血管無狹窄的情況。病人下肢的步態在接下來的幾個月，慢慢呈現不穩與僵硬的現象（spastic gait），這時才讓醫生發覺可能是髓神經病變（myelopathy），而立即安排頸椎的核磁共振檢查，才發現頸椎有退化性關節炎造成的椎管狹窄與髓神經壓迫，造成了下肢無力與逐漸明朗的髓神經病變。

此病例又提醒了我們，下肢的症狀不一定是腰椎的病變造成的，胸椎或頸椎，甚至腦部有病變，亦會因而產生的髓神經病變，會以下肢無力、跛行等的症狀呈現，在診斷過程的鑑別診斷可能原因名單中，亦是不能缺少的。

在開始闡述如何對病人主訴下背痛與可能伴隨的下肢麻痛無力問題，給予適當的鑑別診斷前，先提出上述八個病例供讀者參考的目的，就是在凸顯下背痛與下肢不舒服症狀，是許多完全不同構造病變的共同症狀。如何正確地對病人的病痛做出正確的最終診斷，是非常重要的，因為決定了正確的治療方法，會決定是否能有效解決病痛。

在進行對病患的診斷過程時，本人基於多年的經驗，設立了一套流程。以下簡單闡述，提供讀者們參考：

看

看病人走路的狀況。

目的是要看有無跛行（若下肢由臀部以下，髖關節、膝關節、髁關節的關節病變、關節韌帶，或軟骨受傷、股骨、小腿脛腓骨的病變、肌肉發炎或拉傷，都會造成該側下肢走路時，單腳站立期的縮短時間來降低不適感，而產生雙下肢在走路過程中的單側站立期的時間不等長，產生跛行）；有無下肢強直而產生的步態僵硬（若是胸椎以上如胸椎、頸椎與腦部的神經病變，會造成雙下肢肌肉僵硬而造成步態僵硬）；有無腦病變（如中風、外傷或腫瘤等病變），所造成的單側肢體無力與僵直的步態；有無小兒痲痺造成單側下肢無力的步態；有無巴金森氏症造成的步態遲緩與步寬小，之後又會愈走愈快向前衝的現象，與臉部表情呆滯；有無僵直脊椎炎特有的背部駝背與雙髖活動受限的姿勢。

因為上述各種不同的疾病，皆會造成下背痛與下肢痲痛等共同症狀，但由步態可以提供有力的診斷用的線索。

問

詢問病人症狀。

多長時間、有無下肢症狀、分布位置、好發的時間（如早上起床或白天），可以連續行走的時間、容易產生症狀的因素，如特定動作、氣候、季節、過去病史、曾經接受過的手術，有無受傷或負重的經歷，職業或曾經從事過的工作等。

觸

有系統的理學檢查。

過去老一輩的醫師沒有先進的核磁共振或正子掃描等檢查，靠的就是詳細的理學檢查，包括檢查病人腦神經的功能有無異常、軀幹部有無長水疱、壓痛點、腫脹異物感，四肢關節特殊檢查、四肢神經功能檢查（包括感覺、肌力的喪失、反射動作的低下或亢進等）、末梢脈搏強弱、皮膚顏色有無蒼白或發紺等。經由此系統性的理學檢查，可讓醫生可初步區分病人的問題，可能是皮膚（如皮狀疱疹）、肌肉發炎、神經壓迫（位置在中樞如胸椎以上、腰椎，或在周邊），或骨骼關節病變（關節退化或韌帶軟骨的問題等）。

檢

綜合上述三個步驟醫生有了初步的想法與方向後，安排適當的檢查，包括放射線的X光檢查，部位是脊椎、髖關節或是膝關節。

懷疑是脊椎神經壓迫或可能有感染或長腫瘤，再安排適當部位的核磁共振。若病人有裝心臟節律器而不能做核磁共振，才改安排電腦斷層，或再加脊椎硬膜外顯影劑攝影檢查。懷疑可能有感染，會再抽血檢查白血球與感染指數。疑似腫瘤會再抽血檢查一些腫瘤指數，有必要的話會再安排骨骼掃描（bone scan），檢查有無X光尚未發現異常，或無法每個部位照X光，可以用此檢查看全身骨骼有無腫瘤轉移造成的異常過度代謝反應（骨骼若有長東西時會異常的代謝作用，會使骨骼掃描反應上升）。懷疑有無痛風，會抽血檢查有無尿酸過高等。

經由適當的檢查結果，最後得到可以解釋病人症狀的原因所在，才能得到正確的最後診斷，才能採取正確的治療方法。

另外，某次本人與年輕主治醫師（剛完成住院醫師五年訓練，即將可以獨當一面看門診與收治病人，予以手術治療）聊天時，意外發現他們在那五年的住院醫師訓練中，幾乎沒有機會跟隨指導的主治醫師看過門診，只待在病房照顧住院的病人與手術室中學習手術的技巧。而在病房中遇到的病人，都是已知道是什麼診斷，X光或核磁共振都存在並有支持這個診斷不正常的影像。

所以在本人可能的推論下，如此的學習模式容易教育住院醫師：X光或核磁共振影像呈現的退化性變化，就是得到診斷的依據，而忽略了下背痛與下肢疼痛的可能不只腰椎退化的原因，也要排除肌肉發炎、髖關節或膝關節病變等其他可能性。

但是這些年輕醫師的訓練過程，因為缺乏門診學習老師們如何得到診斷的過程，而單純只在病房內學習到由影像呈現結果來診斷病人的病因。所以亦希望提醒年輕的醫師在相關領域的學習中，一定要將「門診學習」列為不可或缺的重要課目。

＊　肌肉或筋膜急性或慢性發炎造成的下背痛

＊　下背痛合併下肢疼痛的情況的治療

究竟患者的下背痛的緣由，是由肌肉或是骨骼問題產生？除了醫師的理學檢查可以初步的診斷，亦可適當地針對肌肉治療。

第五章

該如何正確治療下背痛？

要如何正確治療「下背痛」？首先一定要了解下背痛的原因是什麼。前一章節闡述到下背痛的原因有許多，且鑑別診斷是非常重要的。如果經由專科醫師細心檢查診斷出最有可能的原因，才能對症施行正確的治療。

以下就可能的成因，分別闡述其治療的方法。

肌肉或筋膜急性或慢性發炎造成的下背痛

在急性發作時，因動作就會造成難以忍受的痛楚，可適當以消炎止痛藥搭配肌肉鬆弛藥來緩解症狀，輔以護腰的背架使用，以利起身坐站時減少發炎肌肉的負擔與收縮，減少不適感；最重要的是要減少背部肌肉的負擔，如久坐、站、彎腰與負重。若能遵受此原則，症狀可能在一週至一兩個月左右緩解。

當症狀明顯改善之後，也建議最好不要馬上恢復原有的工作量度與時間。而是希望開始從事一些背部核心肌群肌力訓練的運動，如皮拉提斯中的橋式體位法與海豚操，或游泳等，讓背部肌耐力增加後，再逐漸恢復正常的工作量。但仍須注意工作姿勢的正確（站立、行進中背要挺直；坐要到底靠椅背；椅子靠近電腦螢幕；彎膝蓋搬重物等）；與適當的間斷固定工作姿勢維持的時間。

若是慢性發炎造成的疼痛，通常是長時間過度使用造成的疲勞性疼痛，因為改善所需時間較長，就不建議長時間服用止痛消炎藥與肌肉鬆弛藥，而是建議採取局部熱敷（每次二十分鐘，不限次數）。若有臨時性疼痛加劇，再偶爾服用藥物，以保護胃、腎，避免因長時間服用藥物而造成傷害。造成該群肌肉疲勞或過度使用的工作內容（久坐、久站、彎腰、提重物），則會建議盡量減少。同時也會強調背部核心肌群力量強化運動的重要性。若能確實遵照以上的原則治療，症狀大部分會在三個月內有明顯的改善（但不代表完全消失痊癒），就代表治療方向正確。

但是確實遵照上述原則治療超過三個月以上，症狀完全沒改善或甚至更差，就要考慮是否是脊椎骨骼構造異常造成的症狀。

如前章所述，肌肉構造病變在醫學上尚無客觀檢查可以評估有無發炎，但是骨骼構造可以輕易使用X光檢查看出有無退化或結構改變，許多中老年人多少會有脊椎骨骼的退化發生。究竟患者的下背痛的緣由，是由肌肉或是骨骼問題產生？

除了醫師的理學檢查可以初步的診斷，根據上述適當地給予針對肌肉的治療，若有改善則表示病緣是由肌肉問題所造成，如此至少三個月的肌肉治療指引，可以提供正確診斷，是否肌肉為病因的有效依據。若症狀沒幫助，再來考慮骨骼退化是可能造成的原因。因為臨床上發生太多下背痛直接當作骨骼異常，立刻接受手術治療，不僅症狀沒改善，卻可能造成因手術增加肌肉傷害，與可能引發的副作用但卻無法挽回的病例。

下背痛合併下肢疼痛的情況的治療

以下會依據不同可能原因分別介紹治療方式。

肌少症

第一種病因為純粹肌肉慢性疲勞無力所致，即所謂肌少症。好發於七十五歲以上的老人、女性居多。致病機轉為因長時間彎腰做事，造成背肌無力。若再持續長時間站立行走或做事，會使身體的重量加諸在雙側下肢，而累積下肢的負擔也造成疲勞性發炎。沿襲上段的治療建議外，為解決眼前站立行走就會疼痛與距離受限的狀況，會建議家屬幫病患準備一部銀髮族推車（外表類似超級市場的購物車，只是體積更小，重量更輕，讓病患容易接受）。可以讓病患活動範圍擴張，下背與臀部、大腿前後肌肉的負擔降低，而改善病患的症狀與生活品質。

巴金森氏症病患的下背痛與下肢疼痛如何治療

巴金森病患併隨有嚴重下背痛與肢體疼痛症狀，是一個在臨床上獨特的議題。究竟病患的疼痛來自於巴金森氏症的多巴胺分泌不足，造成手部發抖的震顫，四肢僵直和行動緩慢軀幹駝背，甚至造成肢體動作不靈活與容易酸痛等症狀。由於這類病人平均發病年齡為五十八歲，亦常會同時存在有脊椎退化的問題。究竟病患的背痛與肢體不正常的症狀，是來自於巴金森氏症本身，還是脊椎退化所致？就需要看診醫師絕對的細心診斷與區別。因為是前者造成的症狀，但卻當成脊椎退化問題而接受手術，病人因手術製造的傷口的疼痛與困難復原，會使病人跌入無底深淵。原本沒手術，還可以自行行走，只是動作較緩，手術後病人幾乎只有坐輪椅，難以自行靠輔助活動。

所以真的確定病患是一個單純神經因骨刺，或椎間盤突出壓到造成嚴重的症狀，可以用最簡單的手術方法，最小的傷口來替病人解決問題，手術作大如用螺釘做固定與放椎體間支架，病人大多不會嘗到甜果。由實證醫學結果報告，巴金森氏症病患接受脊椎手術後的滿意度只有三成。

換句話說，術前確定病患究竟有無巴金森氏症的問題，是非常重要的。所以我本人遇到病人表現可能像巴金森氏症時，皆會先轉給神經內科的次專科──動作障礙科做確定的診斷。若病人排除巴金森氏症，再按正常脊椎退化問題的手術適應症，決定是否該給病患手術治療。衷心建議手術的決定要審慎。

髖關節病變引發下背痛合併患側髖關節與大腿症狀傳到膝蓋的情況

當病患表現如此的症狀時要考慮兩種情況，一為髖關節病變，一為腰椎滑脫。兩者的區別在於前者因髖關節病變（如退化性關節炎、股骨頭缺血性壞死、髖臼盂唇病變、臀肌纖維化造成青蛙肢等），可以由仔細的理學檢查加上X光，甚至核磁共振的協助，得到正確診斷，再依據不同的診斷接受不同的治療（手術或復健）。

這類原因由於髖關節在受力時會疼痛，病人行走時常會跛行（一開始就會感受）。若髖關節的病變達到必須手術的適應症，則按照診斷做適當的手術治療。如退化性關節炎或股骨頭缺血性壞死造成嚴重的關節構造變形，則須接受全人工髖關節置換。另外，髖關節附近（臀部）常有一些肌肉引起的病變，如臀肌纖維化造成的青蛙肢、梨狀肌疼痛症候群等，需要仔細的理學檢查得到診斷後，可以局部注射類固醇加局部麻醉劑到壓痛點，可以暫時減緩症狀與做為診斷用的試驗（provocative test）。

而若上述檢查皆正常或只是輕微病變，不要忘了第二個原因：腰椎滑脫，病人亦會以臀部或腹股溝部位的疼痛表現，只是比較不會一開始走路就跛行，而是若有腰椎椎管狹窄的情況時，會有行走一段不長的距離，就會造成下肢麻木脹痛而需坐下來休息，不舒服才會緩解，才能夠再繼續行走，稱之為神經性跛行。

下肢的症狀因通常影響到坐骨神經，跛行持續長時間（超過三個月以上），且嚴重影響到生活品質，就必須建議腰椎手術治療。亦有人只有腰椎滑脫，沒有椎管狹窄的狀況，只會不定時產生臀部或腹冗溝部位的疼痛。若症狀尚屬輕微，可以適當休息，勿久坐站、少彎腰、少負重，有機會症狀可以改善，就不需要急著手術。

膝關節病變引發的

膝關節的病變，亦會造成向上延伸至臀部，與向下延伸至腳踝的疼痛。又因膝部於行動中會加重疼痛，亦間接造成腰部向前傾，以減輕膝關節的受力而造成腰部酸痛。這樣的病因一定要在鑑別病人的病因時想到。膝關節的病變，可由輕者如年輕人常見的髕骨股骨疼痛症候群；嚴重者就是常見發生於長者的退化性關節炎。診斷的方法就是想到它，適當的理學檢查，加上X光或特殊檢查證明它。治療的方法再依不同的病因，而採不同治療方式。

下肢周邊血管狹窄因性造成的下肢疼痛

同樣的理由，長期因可能單側或雙側下肢周邊血管因動脈粥狀硬化，或特殊血管病變造成管徑狹窄，而血液供給不足，造成缺氧性疼痛或肌肉耐力不足衍生成慢性疼痛，亦會造成下背部的過度負擔而疼痛。此類病患的下肢疼痛的範圍常如襪子分布般，而非如腰椎神經的病變，會依影響不同神經而造成不同的部位的疼痛（如腰椎第五條神經感覺異常分布區域由大腿後側至小腿外側，最終到足部內側），特徵為皮膚顏色較蒼白或紫紺，皺摺較平，溫度較低（相對健側），足背的脈博較弱等。

診斷乃依賴多普勒超音波量測動脈壓力，或血管攝影等；治療則由狹窄位置與程度決定內科或手術治療（放支架或人工血管置換）。

脊椎病變造成的下背痛與下肢疼痛

此乃本書的另一大重點，將預計在下一個章節詳細描述。

* 腫瘤
* 脊椎感染
* 脊椎外傷因性骨折或脫位造成的背痛
* 退化性脊椎病變

病患術後的滿意度，並不會因為沒接受矯正與固定手術而影響，卻會因為術後脊椎構造的改變愈少，反而愈滿意。

第六章

脊椎病變治療方法的選擇
——保守或是手術

脊椎相關問題造成下背痛與下肢症狀的病因，可以分：「腫瘤」、「感染」、「外傷」、「退化性」四大類。以下將依各類原因的治療原則分別闡述：

腫瘤

除非腫瘤屬良性且成長徐緩或停頓，可以採保守療法觀察，不然若良性腫瘤生長快速會有產生神經傷害的風險；或周遭組織構造功能影響時；或者是原發性、惡性或脊椎轉性癌造成神經壓迫、結構破壞，產生脊椎不穩定或嚴重變形，造成病人無法靠其他方法可以緩解疼痛時；或需要取得病變組織做病理診斷時，就會建議採取手術治療。

若手術無法完全切除腫瘤病變時，可以採手術前或後輔以聚焦式放射線治療的方式。除非是綜合各種風險因子所得的餘命評估（expectancy score），被歸類為餘命少於三個月，則會選擇保守的安寧醫療；或是腫瘤影響的脊椎部位太多，而無法靠手術來有效處理產生的問題時，亦不得不採取保守或內科性的緩和治療。

脊椎感染

脊椎感染是有機會單獨使用抗生素即可治癒的問題，但先決條件是致病的感染菌種與有效抗生素是確定的時候。但若以有效抗生素治療一段時間，仍無法有效控制感染嚴重度或症狀，或感染造成神經壓迫、脊椎結構上嚴重的缺損或變形而產生結構不穩定時，手術就是必須的。

有效控制感染，局部結構上的穩定是非常重要的。所以保守抗生素的單獨治療有效與否，取決於局部的結構穩定性有無遭受破壞。若局部結構尚未明顯破壞，如單獨脊椎間盤的感染（discitis），或鄰近脊椎體的終板（end plate）破壞只是輕微時，單獨抗生素治療的保守療法是可能有效的。但重要的是要能確切知道感染菌種為何，與有效的抗生素有哪些？菌種的得知可由血液培養，或以電腦斷層導引下，以針刺進或以內視鏡技術伸進感染的椎間盤中，吸取膿液做培養。若脊椎體的破壞缺損嚴重，而造成局部駝背變形時，就必須選擇手術治療。

脊椎外傷因性骨折或脫位造成的背痛

因外力如高處摔下、車禍等瞬間很大的外力造成脊椎骨折或脫位，以下統稱為傷害。在脊椎傷害的急性期時（通常指受傷後兩週內），治療方法的決定乃須先區分為穩定性或不穩定性傷害。

如何分別？腰椎的解剖結構，簡單來說，由前至後分成三個節段（three column concept）：

前段（anterior column），由前縱韌帶與前三分之一的椎體、椎間盤組成。

中段（middle column），由後三分之一的椎體、椎間盤、與後縱韌帶組成。

後段（posterior column），由面關節（facet joint）、黃韌帶、椎板，脊突，與脊突間相連的韌帶組成。

若三段中只有一段有骨折，大都屬於穩定的骨折傷害，如大部分的壓迫性骨折（compression fracture）；若前段與中段皆有骨折，稱之為爆裂性骨折（burst fracture），此類骨折大多數為不穩定骨折；若為三段皆受到傷害，則都屬於不穩定骨折，除非三段傷害皆經由骨骼稱之為強式骨折（Chance fracture），若無明顯脫位（dislocation）或變形時的強式骨折則屬穩定性骨折，若屬穩定性骨折可以背架保護治療即可。其他不穩定的傷害則需要復位、固定與融合的手術治療。在急性期時的復位較容易達成。若傷害已發生兩週以上，甚至更久，骨折處已有癒合時要手術復位就無法達成，而常需要將變形的椎體做截骨的動作，才能達到復位的效果，手術的困難度就會相對提高。

對於老人因骨質疏鬆嚴重，若手術復位與使用螺釘固定容易造成螺釘鬆動，復位效果喪失的後遺症，可以採取骨水泥灌注骨折處，達到簡單有效的止痛效果；但對年輕族群（小於六十歲）或骨質仍不錯的患者，則不建議使用骨水泥灌注來治療脊椎骨折。另外骨折已久且達癒合的情況，則無法用骨水泥灌注達到椎體高度重建或止痛的效果。

退化性脊椎病變

退化性脊椎病變乃由X光或電腦斷層、核磁共振檢查看到的脊椎有退化的變化，如椎間盤高度降低、小面關節肥大（hypertrophy）、骨刺增生、矢狀面（sagittal）弧度異常（前凸喪失或別稱前傾），或滑脫、冠狀面側彎（scoliosis）等。但再強調一次，不代表病人的背痛與下肢症狀就一定是由這些退化造成的！還是需要仔細病史詢問、理學檢查等重要的鑑別診斷過程；再加上適當地嘗試保守療法與觀察，一般若病人情況許可，建議三個月的保守治療與觀察。若病人的病因是筋膜方面的發炎，或是輕微的神經壓迫症狀，可能在此期間有很高的機會得到緩解與改善，而可以避免不必要或太早手術，造成爾後一連串衍生的問題。若已有明顯神經功能的缺損，與核磁共振或電腦斷層檢查結果有明確的相關聯的病兆，經保守療法無效的脊椎退化病變相關的問題，則需要採取手術方式來治療了。

退化病變需要手術來治療有三大原因：

（一）神經壓迫；

（二）結構不穩定；

（三）變形程度太大需要矯正。

手術的目的就在於把造成神經壓迫的原因，如椎管內有椎間盤突出、椎管內增生的骨刺（肥厚的小面關節、黃韌帶），有些人的原因是脂肪增生與痛風石等清除，將不穩定的脊椎節段予以椎弓螺釘加鐵桿固定，椎體間椎籠（interbody cage）置放；嚴重變形者，則於特定位置施行截骨術，移除部分的骨骼，輔以螺釘加鐵桿的矯正，將變形的不正常矢狀面、冠狀面的弧度，盡量回復與固定到較趨正常的程度。

若病人只有神經壓迫，沒有不穩定或變形的問題時，只需給予減壓手術，而不須額外給予不必要的固定或植入骨材。若有後兩項問題須施行固定融合術，亦應選擇必要的最少節數固定為原則。因為經驗顯示，脊椎手術若改變原有構造功能愈多，會愈易產生爾後衍生的問題或合併症。如脊椎一旦被固定或固定節數愈多，病人術後背部產生的緊硬沉重感，亦是另一種不適感，甚至有人會無法接受！臨床上亦曾有無法忍受，而被病患要求可否將內固定器或植入物移除的狀況！

另外，病人或家屬常會詢問手術是傳統或微創的方法？隨著潮流，每個外科、次專科都積極發展微創的手術方式，就是使用較小傷口完成以往大傷口才能處理的手術目的。如一般外科的膽囊切除，可以採用腹腔鏡進入腹腔中安全地完成膽囊切除術；泌尿科採用達文西機器手臂，經由幾個小傷口完成攝護腺癌切除手術等。以上狀況因病兆周圍無緊鄰的重要血管、神經或臟器，故不會容易觸碰損傷到。如此微創技術具有視野好、手術目的容易達成，與傷口小的優點，故已幾乎取代了過去傳統大傷口的地位，只有少部分因手術有沾黏問題，或與周圍解剖構造，因疾病因素不易由小傷口達到安全與有效的分離時，而仍須採用大傷口的手術方式。

但是脊椎手術目前微創的手術方式，對於熟練的醫師可以治療大多數的椎間盤突出；輕中度的椎管狹窄（但仍限於一節或兩節範圍）；椎弓螺釘植入與固定；甚至開始嘗試椎體間支架的植入。但是脊椎的解剖構造中，骨刺造成神經壓迫是三百六十度、四面八方都存在的，並非只狹窄在單側。故由單一方向的小傷口要達到全面完全的骨刺移除是不可能的，而大多採部分移除增厚骨刺就可對神經壓迫症狀，有一定程度的緩解效果，所以大部分病人接受微創減壓手術後的改善反應不錯。但仍然會有部分病人因接受微創手術後，仍有減壓不完全而造成症狀改善不滿意的情況發生，而需要接受再一次的手術。

總之，本人認為微創技術在脊椎病變的手術上，無法如泌尿科的達文西或一般外科腹腔鏡切除膽囊，可以取代大部分傳統的較大傷口的技術。所以不要一味追求微創手術，而應與有經驗的醫師討論適合使用哪一種技術。

對於退化病變的患者若有手術的必要，最好先了解自己的問題具有上述三個手術理由中的哪幾個？若只有神經壓迫，沒有結構不穩定或嚴重變形，只需接受減壓手術即可，不須加做任何預防性的融合固定手術！

除非同時具有不穩定或嚴重變形需要矯正與固定時，再詢問醫師有加固定器或矯正的優缺點，來決定是否要另外接受融合固定手術。

因為年長者有骨質疏鬆與肌少症，或是另患有神經性疾病如巴金森氏症、中風等，接受內固定或太長的範圍的脊椎固定手術，容易遭遇螺釘鬆脫，或肌肉無力，在手術後行動反而更不便的後遺症，故要審慎評估與決定手術方式。有時候年長者可能只是神經壓迫造成嚴重的症狀，與原本長久辛勞造成的脊椎退化或變形，並無明顯相關時，可以只須接受簡單的神經減壓手術，就可以有效改善患者的痛楚。

病患術後的滿意度，並不會因為沒接受矯正與固定手術而影響，卻會因為術後脊椎構造的改變愈少，反而愈滿意。

走操場、跑步、騎腳踏車、爬山，對背部核心肌群是減分的選項，不適於脊椎手術完從事。宜先進行背部核心肌群的訓練後，再用走路的距離來驗收背部肌肉的恢復狀況。

第七章

術後的復健

肌肉骨骼系統病變手術治療後，都必須經過一段客製化的復健運動過程，才會使手術的結果更好。如肢體的骨折經內固定手術之後，須提早做關節活動與相關肌肉力量的訓練，才不會造成關節僵硬或肌肉萎縮的後遺症。再如膝關節接受完全膝關節人工關節置換術後，亦需要早些進行膝關節的彎曲伸直的活動訓練，與股四頭肌（quadriceps）的肌力訓練，讓膝關節不會沾黏、造成彎曲程度減少，進而造成日後坐下起身的不便。

腰椎手術後的復健角色，又較肢體手術後重要。原因有手術前腰椎退化性病變常常伴隨有背部核心肌群的慢性疲勞，接受了腰椎手術治療（減壓、矯正固定與融合），只是將神經壓迫與脊椎的變形或不穩定處理掉，但肌肉的慢性疲勞或發炎無法藉由手術來換肌肉；再加上手術儘管是微創技術，亦多少對背部肌肉有大大小小的傷害，與術後的短期（三至六個月）的背架保護，其可能因相當程度地少用肌肉而造成萎縮。基於以上幾個理由，術後的肌肉訓練更突顯其重要性。

腰椎手術後的肌肉訓練，究竟該注意哪些呢？大致分初期（前三個月），與後期（三個月後）。

不論是單純的減壓手術，如椎間盤切除或椎板切除術，或有矯正與融合固定手術（有裝椎體間支架或螺釘固定），在初期都因為傷口在背部仍會疼痛的情況下，不宜做過多的背部核心肌肉的收縮訓練，故只強調起身需要的大腿前側的股四頭肌的肌力訓練。至於背部核心肌群的收縮訓練，如橋式運動、海豚操，甚至游泳，則會於後期（術後三個月後），才會開始指導病人循序漸進地訓練。若單純的椎間盤突出而進行椎間盤部分切除減壓術的患者，則因為傷口小、恢復快，可以在術後第二個月，就可以開始這類的背部核心肌群的訓練。游泳則一定要等到滿兩個月以上，傷口復原到可以泡在水中才能開始。

若患者的背部核心肌群訓練到有力量時，才能讓患者走較長距離的路時不會容易感覺背痛，如此才使患者術後的恢復達到滿意的結果。至於需要多久的時間，才會達到如此的滿意結果，則會因人而異。年輕的、有運動習慣的可能會較早達到，約需三至六個月；年紀較長的、平時運動少的，或是有多種慢性疾病患者，可能需要的時間較長，甚至要兩三年以上。至於流行的運動如走操場、跑步、騎腳踏車，甚至爬山等，對背部核心肌群是減分的選項，不適於脊椎手術完從事。順序上，宜先進行前面闡述的背部核心肌群的訓練後，再用走路的距離來驗收背部肌肉的恢復狀況。建議術後恢狀況達到滿意結果後，還是要繼續背部核心運動的規律訓練，才不致於爾後發生肌肉疲勞而引起的急性肌肉發炎的疼痛發作的可能。

臨床上常會遇到別的醫師手術過的患者，因沒有適當的術後復健運動的指導，而造成背痛持續或改善不良，因而造成患者擔心手術失敗的憂慮。重覆檢查亦沒發現有殘存的病因沒有處理到，真正的原因，只是術後沒有適當的肌肉訓練的復健指導。

* 游泳

* 橋式運動

* 海豚操

藉由一些特別的運動來增加背部核心肌群的耐力，以足以抵抗生活或工作給予的負擔，不致於過度負擔而造成這些肌群的疲勞而發炎。

第八章

如何預防
下背痛的發生與惡化？

如前面所述，造成下背痛的原因很多，可能是脊椎相關或脊椎以外的構造，如髖關節、膝關節等的病變造成。在此想只專注在脊椎有關的部分來論述。

人類是直立的動物，日常生活的各種姿勢與動作，除了躺的姿勢以外，皆需要脊椎骨骼做為支架，而周圍的肌肉群將要做的姿勢或動作完成。所以長期的使用之後，如各種機器一樣，皮帶會先疲乏，所以會逐漸產生肌肉的疲乏；生活還是要過，工作亦得繼續去做，原本肌肉有力時可以吸收較多的負擔，可是一旦肌肉疲乏了，負擔就會轉移至脊椎骨骼的構造上。

當脊椎長期承受負擔時，就會因應負擔而增生一些額外的骨化現象或韌帶肥厚等反應，試圖用此骨化或韌帶增生來抵抗此增加的負荷，此反應產生的結果就是所謂骨刺增生；另外，也會因無法承受負荷造成脊椎的滑脫、側彎等結構上的變化，如此效應在長期累積之後，就造成了所謂脊椎退化病變——脊椎不穩定、過度側彎或駝背變形、骨刺過多壓迫神經。這就是一連串人類脊椎退化病變的病理機轉。

會產生下背痛的時機，可能會發生在肌肉疲乏的階段，亦可能在脊椎構造有過度變化的時期。不論我們是否曾經經歷過一次或數次下背痛發作的經驗，或不曾經驗過下背痛的族群，或已曾接受過腰椎手術的病人，我們仍強力建議平常就要做適當的保養措施，來預防下背痛的發生與惡化。

由上述的病理機轉讓我們了解到，脊椎骨骼構造的變化無法由推拿、整骨，或特定運動來改進。因為乃長期累積的結果，如同無法將已磨損的機器變成新的道理一樣。只有肌肉疲乏這個部分，是我們可以因有作為而有機會改善的。這裡所謂的保養並非服用保健食品，因為目前為止，「大力丸」尚未發明出來，營養食品亦尚無實證確定哪種食材有增強肌力的效果。

肌肉疲乏的原理可以將其比喻成一個天平，天平的一端是我們生活或工作給予肌肉的負擔；另一端則是我們的肌肉耐力。肌肉疲乏就是負擔大於肌耐力，造成天平的傾斜，且會惡性循環，愈來愈斜，而造成症狀愈嚴重且愈變成慢性。依此理論，建議的保養方式就是由此天平的兩端著手。負擔的這邊就必須適當地減少給予背部肌肉的負擔。

何謂背部肌肉的負擔呢？歸類為四大類：久坐、久站、彎腰、提重物。所以希望要自我反省，從早晨眼睛睜開到晚上雙眼闔上的一天當中，所從事的生活或工作內容，可以採取什麼樣的改變，來減少背部核心肌肉因坐得時間太久，站得時間太長，彎腰或身體前傾的姿勢太頻繁或太長時間、搬提重物的機會太多或太重的情況，以得到背部肌肉減少過度的負荷。

可以藉由一些特別的運動來增加背部核心肌群的耐力，以足以抵抗生活或工作給予的負擔，不致於過度負擔而造成這些肌群的疲勞而發炎。若疲勞發生，這些肌肉的耐力勢必更減少，若這些生活或工作負擔沒改善，就會愈造成肌肉的過度負擔而更受傷。

特別的運動是指什麼樣的運動呢？現今流行的運動如騎自行車、長跑（甚至馬拉松）、爬山等適合嗎？根據之前提過的造成背部核心肌群負擔的四大原因：「久坐、久站、彎腰、提重物」，騎自行車會需要久坐與彎腰；長跑與爬山會久站與身體傾向前。所以以上運動對背部肌肉嚴格來說是減分的運動，若要增強背部核心肌群的肌耐力，這些運動是不適合的。建議的代表性運動有游泳、橋式、海豚操等，以下詳述之。

游泳

因為水有浮力，身體的重量在水中不會給予背部肌肉太多的負荷。游泳時，下肢向後踢水或滑水，要先縮臀部，下肢向後抬起再向下做踢水或上下擺動；頭部與上半身向上抬起做換氣動作。這些協調的反覆動作，會需要背部核心肌群由後頸的枕骨下方，到骨盆上緣都會收縮來達成。由這些協調的反覆肌肉收縮與放鬆動作，達到背部肌群的耐力訓練效果。

不會游泳的人，其實也可以採取在水中走路的方式，選擇水深及腰的程度。因為水中向前行進必須抵抗水的阻力，所以在水以下的身體每個肌肉都會有收縮與訓練的效果。

這樣的運動又特別適合年長的民眾，因為逐漸明顯的肌少症容易發生在較年長的民眾，使其無法靠走操場或公園散步來保持適量的運動。因重力關係，身體重量在散步時會造成背部肌肉的無法長時間負荷，而產生不適感，就愈來愈不願意走，如此一來，肌肉就會更萎縮而加重肌少症的嚴重度。

在水中走路能減少身體重量造成的負擔，也因為如此，游泳池乃是歐美的養老院必備的設施。

只要水池內的保護設施（如池邊的手扶欄桿等），與適當的防護人員（如家人或專業復健師）從旁輔助，本人認為是值得推廣的運動。尤其台灣老年人口比例正在逐年增加。

橋式運動

做法為仰躺在瑜伽墊上，將下背部、臀部至大腿離開墊子向上拱起，同時利用膝蓋彎曲，小腿出力來維持此拱起的姿勢，維持五至十秒，身體再躺回瑜伽墊上。如此的動作反覆十至三十次；每日二至三回，如早、中、晚或早晚各一回。

此橋式動作除了小腿向地面頂的力量外，還需要背部肌群、臀肌至大腿後側肌群的收縮出力來共同完成，故可以有訓練身體背部肌群耐力的效果。

海豚操

動作乃模擬海豚表演中，海豚跳到岸邊時展現的動作，就是肚子貼在地面，頭頸上半身與臀部以下的下半身同時向上抬離開地面。維持此姿勢五至十秒，重覆十至三十次，每日二至三回。

此動作需要背部肌群的收縮方能完成，所以有達到訓練背部肌群耐力的作用。只是此動作較困難完成，較適合年輕的對象。

其實還有其他許多也可以有效訓練背部肌群耐力的運動，只是因為非作者的專長，故不便做過多的論述。只希望拋磚引玉，讓讀者了解如何有效自我保養與預防下背痛發生的方法。

「人手一機」的時代，長時間低頭看手機，更加重了頸部構造，如肌肉、骨骼關節與椎間盤的負擔，產生這些構造因過度的負荷而發生了發炎與疼痛的症狀。

第九章

後頸痛的問題不亞於下背痛

下背痛或有或無伴隨下肢麻痛，常被認為就是腰椎長骨刺與壓到神經造成的迷思，在本書的前半段已略述一番；相似的，脖子痛或有或無伴隨上肢的麻木也常被認為頸椎長骨刺與壓到神經導致。

不只有病人擔心是這個原因，就連第一線的醫療人員亦常有相同的思維，所以頸椎的X光或甚至核磁共振檢查結果有發現一些退化的現象，不論有無真的壓到神經，如椎間盤空隙減小，椎間盤前後端由椎體生出的骨刺等，都會當作病人頸痛與上肢麻木的病因，因此被安排了長達三個月的頸椎牽引治療。但最後頸痛非但沒改善，反而導致更嚴重的結果，比比皆是。所以亦想藉此機會闡述須鑑別診斷想到的可能病因，如何正確診斷與適合的治療選擇？以使普羅大眾得到初步的認知，以避免無知的接受不必要的治療。

上背的範圍包括後腦部、頸部、肩胛骨之間的背部。因為上背部與下背部在結構上的共通點，就是介於會動的構造與不動構造的交界點。如上背部乃會動的頭部與不會動的軀幹的交界處，軀幹因胸部脊椎雙側有十二對肋骨將胸椎組合成相對不大動的框架；下背部乃會動的上半身與不會動的骨盆交界處。所以身體長時間站立、坐立或前傾；或負重或出力做事皆會在動與不動構造的交界處造成很大的受力，長期下來這兩個部位就容易造成慢性疲勞或反覆急性受傷。此亦解釋了為何下背痛與上背痛發作頻率如此高與困擾的理由。

在3C電子設備普遍使用在生活中的時代，除了會長時間使用電腦外，更幾乎是「人手一機」，無時無刻不在低頭看手機，或線上聊天，或看影片，或追劇，或玩電玩；並且使用時機，可說幾乎占據了每個人日常工作外大部分的空閒時間，如此長時間的低頭看手機，更加重了頸部構造，如肌肉、骨骼關節與椎間盤的負擔，產生這些構造因過度的負荷而發生了發炎與疼痛的症狀，甚至長時間累積下來，有可能造成椎間盤退化如破裂突出或局部不穩定，造成周圍骨刺或韌帶肥厚增生，椎管內神經受到壓迫，壓迫到中間的脊髓（spinal cord）而造成下半身麻木、無力、僵直、反射動作增強等髓神經病變。

若壓迫到靠外側的傳導神經，則會造成不同節各別傳導神經掌管上肢不同部位的感覺異常，或肌肉的力量降低，與反射動作降低的傳導神經病變。若這些退化病變發生於椎間盤或面關節的時候，亦會造成頸痛。

但是病人遭受脖子酸痛與上肢麻木無力，甚至疼痛，是否就表示他（她）的頸椎長骨刺壓到神經了嗎？在鑑別診斷的可能病因，還有頸椎周圍的肌肉疲勞性發炎；肩關節病變或旋轉肌發炎或破損；三角肌纖維化；肘關節部位的肱骨內或外上髁炎（medial or lateral epicondylitis）；遲發性尺神經麻痺；正中神經壓迫症候群（carpal tunnel syndrome）；腕部的狹窄性腱鞘炎（De Quervain disease）；以及各種發生在手部的關節炎、肌腱炎、板機指等。

希望在接下來的章節中簡略闡述各個病因的特徵、診斷依據、如何治療。當然還有如何在這些可能病因中的鑑別診斷的過程，以求得到最終正確的病因，才能對不同的病因施予正確與有效的治療。

* 後頸至上背之肌肉發炎
* 肩關節或旋轉肌病變
* 三角肌纖維化
* 肘關節處的肱骨內或外上髁炎
* 腕隧道症候群
* 頸椎神經壓迫造成的傳導神經症狀
* 上肺部腫瘤

第十章

後頸痛的原因？

會造成上背痛與上肢麻木疼痛或無力，可能有下列原因：

後頸至上背之肌肉發炎

由脖子後側到肩膀或到上背部的肌肉群皆起源於枕骨的下緣，由淺到深，負責了頭部前彎、後仰、左右彎曲旋轉的各種動作的完成；頸椎與肩關節、肩胛骨與肋骨等骨骼，則提供支架支撐的角色。如同機器的支架齒輪與皮帶關係，機器的運轉主要靠皮帶的帶動，肌肉的角色好比皮帶，它是最先發生疲勞與失能的構造。

當肌肉（這裡泛指提供完成動作所需力量的所有彈性的結締組織構造，也包括韌帶與筋膜）長時間過度使用或經歷多次大小傷害後，它有可能產生發炎的病變，若發炎程度累積超過臨界點時，肌肉發炎就會造成主觀感受到的不舒服，或麻木或刺痛，甚至急性的刺痛會讓病人做任何動作必須用到這塊肌肉時，就會感受無法忍受的疼痛，而無法動彈！甚至無法直立起來，而須躺推床或坐輪椅就診。若不致於這麼嚴重時，亦會在做任何會使用到此發炎肌肉的動作時，造成明顯的疼痛，而導致病患不敢隨意亂動。

常見的動作如低頭、轉頭，或伸手聳肩時會造成不舒服。如此的情況常發生於發作前曾經從事較劇烈運動，或負重或常長時間固定姿勢工作，如使用電腦、從事物流倉儲工作或勞力工作者。此類發作若有適當休息，通常會在一週至三個月內逐漸緩解。或有人會以慢性症狀表現，就是一天中由不動到動的姿勢變化過程中，如早晨起床，久坐起身的時候會最不舒服，活動一會兒後症狀會緩解，但是持續活動時間太長後又會不舒服；或是做特定動作須過度使用發炎的肌肉時亦會不舒服；此慢性表現又會與氣候有關，如冬天、雨天較常發生症狀，夏天、晴天時症狀會較緩解。

至於客觀的理學檢查，後頸部肌肉發炎常會在特定的部位有嚴重的壓痛感（tender points）。這些位置如枕骨下緣兩側距離耳後乳突（mastoid process）向中二公分處、下頸椎與上胸椎的脊突（spinal processes）處、雙側上肩處、雙側肩胛骨上方的內緣周圍處。檢查者用手指壓迫時會造成病患明顯的，甚至會閃躲的疼痛感，這些壓痛點又稱為「Kokubun Points」（簡稱K-points）。

這是一位日本資深曾擔任過亞太脊椎醫學會理事長、日本脊椎脊髓病學會（Japanese Society for Spine Surgery and Related Research，簡稱JSSR）會長國分正一（Shoichi Kokubun）教授提出的。他在行醫的歷練中亦是深感病患許多肢體軀幹的疼痛，並非都是因為骨骼與神經的病變引起，而常常是肌肉的發炎所引起的。所以他觀察到在肩頸部位的肌肉發炎有其特殊的壓痛點，亦就是所謂的「Kokubun Points」。若病患發現在這些點有明顯的壓痛感，就要懷疑病患可能有肌肉的發炎。而可以針對這些點，他尤其強調枕骨下緣的點，施予局部注射類固醇與局部麻醉藥的混合配方，病患常能得到明顯的疼痛緩解的效果。

肩關節或旋轉肌病變

若曾經因為從事某種運動須肩部強勢使力，或反覆性或瞬間甩動，如舉重、擲標槍、鉛球、投棒球等；或曾遭受到撞擊外力；或工作上需要肩膀長時間或頻繁過度出力時，就可能造成肩關節內構造，如包覆的四條旋轉肌的疲乏性發炎，或肌腱破裂、肩關節周圍的韌帶鬆弛鬆或斷裂、肩關節軟骨的破裂，與肩關節的磨損與關節炎。造成的症狀，常見有肩膀與向頸部與上臂方向的蔓延的疼痛，肩膀活動受限，再嚴重會造成主觀上無法使力。

由於症狀的表現亦是肩頸酸痛、上肢麻痛，所以診斷上很容易與頸椎病變混淆，但是仔細的肩部理學檢查仍然是可以加以區別的。

三角肌纖維化

這個病變好像是發生在下肢的臀肌纖維化（青蛙肢），相似的發生在軀幹與肢體相連的近端部位。三角肌（deltoid muscle）乃包覆在肩關節前、外、後側的肌肉，主要作用在收縮產生上肢向外側抬高的作用。同樣的可能機轉如反覆局部肌肉藥物注射，或長期過度使用造成慢性肌肉發炎，而演變成肌肉纖維化。常發生在此肌肉的後側，所以病人會因肌肉纖維化造成力量不足，容易產生慢性疲勞性發炎而疼痛。因纖維化造成患側上臂在手摸對側肩膀同時向胸部靠攏時（類似雙手抱胸）會造成緊繃不適，與患側肩膀疼痛的加劇現象。外觀上亦會發現三角肌在纖維化的部分會萎縮而向內凹陷的現象。

這個病變因為不常見，所以在鑑別診斷的過程中，一定要例行地做一下雙手抱胸，看有無哪一邊上臂無法向胸部靠攏，與看一下上臂近端外、後側有無萎縮凹陷，來排除這個問題的可能性。

肘關節處的肱骨內或外上髁炎

這個病變有另外的一個稱呼叫「網球肘」。理由是常發生於網球運動員常會利用正反手揮拍的方式擊球，做這個動作時會需要共同屈肌（common flexors）、肱橈肌（brachioradialis）的收縮來抵抗來球給球拍造成撞擊力，同時要再以相反方向將求擊出。這一連串的動作會需要這束肌肉產生相當的力量來完成，而這束肌肉在近端就是附著在肱骨內上髁（共同屈肌）與肱骨外上髁（肱橈肌），而肌肉與骨骼附著處通常是肌肉收縮動作最大的受力點。若此受力次數累積過多或出力過度，長期下來就會造成附著處嚴重的發炎而產生疼痛、壓痛、麻木，甚至陣發性無力的症狀發生；且這些症狀會呈現放射狀由此附著點向前臂的末端擴展。因為常以前臂麻的感覺表現，所以常會被患者擔心誤以為是頸椎神經受到壓迫的原因。

腕隧道症候群

乃手腕處的正中神經通過的腕隧道，因長時間反覆或持續手腕關節過度出力，或活動過度頻繁，造成神經上方的韌帶長期刺激造成肥厚，而壓迫到正中神經產生手掌、手指腹面的麻、痛，甚至肌肉萎縮的症狀。因症狀會因為手腕在使用電腦滑鼠時的後伸姿勢，更易產生神經壓迫的症狀，故又稱為「滑鼠手」。

頸椎神經壓迫造成的傳導神經症狀

頸椎長時間站、坐，或低頭工作，提重物等危險因子存在於工作生活中，造成頸椎椎間盤退化、破裂，造成椎間盤突出；或衍生一系列退化過程，如與椎間盤相鄰的上下椎體的終板、鉤椎關節（uncovertebral joint）、面關節骨贅（刺）增生；後縱韌帶與黃韌帶肥厚或皺褶等現象；造成了椎管（spinal canal）外側或椎孔（foramen）狹窄而壓迫到每一頸節出去的傳導神經，造成頸痛或上肢不同部位的感覺異常（如麻、痛、灼熱等）或肌力喪失的症狀。

這類原因常同時有頸痛與上肢症狀，故一旦病患同時有這些症狀，最常會被想到可能是有此問題發生。

另外有一種狀況就是若椎間盤突出，或椎體終板增生的骨贅位於椎骨的中間部位時，會單獨產生頸部疼痛的症狀，不會伴隨上肢的症狀，因為壓到的部位在髓神經，所以會造成頸部或上背部的不適症狀，若病兆再大些，則會造成下肢僵直、無力或大小便失禁等髓神經病變症狀。

若只是造成後頸與上背肩胛部的疼痛，容易與先前描述的肌肉發炎的症狀混淆，但因為沒有一種客觀的檢查可以確定有無肌肉發炎的情況下，無法提供簡單且明確的區別方法，來判斷病因究竟為何者，所以才更需要避免躁進地立刻當作頸椎病變而予以安排手術治療。

上肺部腫瘤

最後，再介紹一個較少會遇到的病變，它會造成單側上肢嚴重疼痛與無力的症狀，因為少見故容易被忽略的，就是在肺部上端的腫瘤。因為腫瘤會穿過上端的肋骨侵犯到腋窩內的臂神經叢，而造成被侵犯到的神經疼痛與無力。症狀通常會較嚴重，一般的藥物常無法有效緩解。若有想到這個可能時，只要檢視正面的頸椎X光片時，視線移到肺部上端，看有無白色的病兆；相對地在正常側肺部會呈現空氣透光的黑色。

* 病史的收集
* 詳細的理學檢查
  - 觀察病人的整體外觀與步態
  - 條理周全地檢查病人
* 安排必要的特殊檢查
  - 放射線X光的攝影
  - 超音波檢查
  - 上肢肌電圖與神傳導檢查
  - 核磁共振檢查

第十一章

如何正確診斷
後頸痛與上肢症狀的病因？

病史的收集

需詳細收集病史：病狀有哪些；持續多久；時好時壞或不曾有緩解；有無外力受傷的經驗或搬重物過度出力而閃到的事件；有無好發的時段（如早上起床或久坐起身等，由不動的姿勢轉變到動的過程中；或同一動作持續太久時易發生症狀；活動中或運動中似乎較沒感覺到症狀等）；有無其他疾病的病史；有無曾接受相關治療或其他手術的紀錄等。

若症狀發生的時間在幾天至三個月內；有特殊的時間如由不動的姿勢轉換成動的過程中，或一開始的活動不嚴重，而在持續活動一段時間後會愈來愈不舒服等，會讓人懷疑可能是筋膜發炎的原因。

若有些內分泌疾病，如甲狀腺機能亢進或不足、皮質醇（cortisol）

分泌不足，或長期因免疫過敏疾病而須使用皮質醇，產生庫辛氏症候群（Cushing syndrome）；神經方面疾病，如腦中風、腦外傷等造成半邊手腳感覺與運動功能受損。或動作障礙問題，如巴金森氏症，會造成肢體肌肉緊繃而造成肌肉慢性發炎的可能。

所以仔細詢問病人有無其他疾病的病史，是非常必要的！

詳細的理學檢查

如同本書的前半段提到的，下背痛與下肢症狀的可能病因不止一種，詳細的理學檢查可以幫忙得到正確的診斷方向，再藉由進一步的影像檢查來驗證，由病史詢問與由理學檢查得到可能的臆測是否正確。有這個過程可以避免不必要或過早、過多的影像檢查。後頸痛與上肢症狀亦如上一章節闡述有許多的可能原因，理學檢查可以幫助醫生排除一些最不可能的原因，並且得到最有可能的少數一、兩個臆測的可能原因，縮小了進一步檢查的範圍，亦才能成為提供下一步的影像檢查種類選擇的參考。

本人對於頸痛與上肢麻痛的理學檢查，做法與順序如下：

觀察病人的整體外觀與步態

由病人走路的狀況可以判斷有無僵直、有無軀幹前傾伴隨步距短、有無環繞式步態等。因為頸椎的病變造成椎管狹窄會產生髓神經病變，故會造成下肢僵直的步態，同樣的病理亦會造成上肢的麻木、無力，甚至僵直的狀況。所以觀察病人步態明顯呈現僵直，就要考慮髓神經病變。

另外若腦部有因外傷，造成腦組織挫傷、出血、腦瘤曾接受手術、腦血管病變（包括腦部血管栓塞或出血性中風），亦會造成髓神經病變，但此種髓神經常會呈現明顯的單側無力，例如半邊顏面神經無力產生眼角下垂、嘴角下垂、吐舌頭會偏向同側、與臉部皺褶不明顯等；同側上肢無力萎縮；同側下肢無力而使走路的步態會呈現下肢環繞式的動作。

若走路前傾且步距短慢，加上臉部表情呆滯，如前些章節提過，要考慮有無巴金森氏症的可能性。因為此原因亦會造成全身肌肉僵硬、動作遲緩，長期的影響就會造成全身的酸痛，甚至無力。

因而引起肩頸部與上肢的肌肉發炎，造成的酸痛無力與麻脹，亦容易讓病患擔心是頸椎骨刺產生的症狀。

條理周全地檢查病人

最能表現醫生專業素養與診斷功力的一環。檢查的順序會先由頭部開始，在病人頸部後側雙側枕骨的下緣，於耳後的乳突向中約二公分處、雙肩上端中間處、肩胛骨的內上緣、頸胸椎交界的脊突部位，予以指壓，若能製造病人難耐的疼痛感，就表示病患的肩頸酸痛可能來自於慢性的腱膜發炎。

再來會檢查肩關節，有無活動受限；給予被動活動時有無製造局部捻發音（crepitus）的產生；將病人肩關節在前彎與後伸或外展九十度情況，肘關節彎曲九十度或伸直時，予以上臂內轉或外轉不同的動作，看是否會產生病人疼痛或無力的感覺。若有陽性反應，則代表可能有肩關節相關的病變。

運動醫學次專科的骨科專家還有一系列詳細的不同理學檢查的方法，更可以再詳細區分是旋轉肌的哪一條肌肉發炎、破裂；或是肩關節內哪個構造有病變。如「Jobe」或稱「空罐測試」（empty can test，把罐頭內飲料倒出），就是上臂外展九十度與做內轉的動作，若會無力表示可能有旋轉肌的破裂；或是「離背測試」（lift-off test），將病患的手腕背靠在他的下背，讓病患的手腕與前臂向後推離背部去抗拒醫生給予的阻力。若相同有無力的現象，此時可以與另一側做比較，若有明顯差別的無力，亦是表示有旋轉肌破裂的可能。

接下來，會目視肘關節有無變形或活動受限。因為曾有肘關節受傷或骨折會造成肘關節變形，常見是內翻（varus），而衍生活動範圍限制，如彎曲或伸直角度減少；內旋外轉限制，會造成局部力量不正常使力，而造成慢性疲勞性肌腱發炎。即使無關節變形或活動受限，亦會因肱骨內上髁炎或外上髁炎，而有明顯與難耐的局部指壓造成的壓痛感。

神經功能方面的檢查，則會分頸椎傳導神經與周邊神經兩方面的探查。針對前者，會先用手掌置於病患的頭頂，對其施以適量的壓迫同時將患者頸部做一側旋轉與前彎的連續動作，詢問病患有無製造同側上肢有種由頸部向下經上臂，傳導至手掌的觸電感（壓頂測試〔Spurling test〕）；另外將患者頭部向前彎時，看有無產生由後頸部向下延伸至雙側上肢、軀幹，甚至下肢的觸電般的傳導下去的感覺。若有出現此現象，就有可能有椎管狹窄造成髓神經壓迫的情形，此現象稱為「萊爾米特徵象」（Lhermitte's sign）。接著同樣的演練做於另一側的頸部旋轉與前彎，詢問病患有無向下傳導至另一側手掌的觸電感。

在肌力測試方面，會分別測試每一側上臂外展（abduction;

deltoid muscle）—第四或五頸神經掌管；肘關節彎曲（二頭肌）—第五或六頸神經掌管；腕關節背伸（dorsal extension）—第六頸神經掌管；肘關節伸直（三頭肌）、腕關節前彎、手指伸直—第七頸神經掌管；手指向內靠攏、彎曲—第八頸神經掌管；手指向外展開（abduction）—第一胸神經掌管，區別有無異常與力度變小。

在感覺功能的分布區域，第二頸神經區域分布為耳後枕骨所在部位；第三頸神經為後頸枕骨下緣起區域；第四頸神經為肩頸交界，肩胛骨上方至肩關節區域；第五頸神經支配上臂外側區域；第六頸神經支配前臂橈側延伸至大拇指與食指的區域；第七頸神經支配中指的區域；第八頸神經支配無名指與小拇指（4th, 5th fingers）與前臂尺側的區域，測試有無感覺低下。

在反射動作方面，若有神經根病變（radiculopathy）會在該條頸神經負責的反射動作反應會降低；若病患為髓神經病變則會有反射動作亢進的表現。如掐打中指末端指節時，會產生拇指與食指彎曲的動作（Hoffman's sign）；足底刺激會產生腳趾頭向背側彎曲的動作反應（Babinski sign）。

另外，必須進行周邊神經有無壓迫的測試。常見的周邊神經壓迫的問題有尺神經麻痺、橈神經麻痺、腕隧道症候群。

尺神經麻痺：上肢的周邊神經病變發生機率僅次於腕隧道症候群。因肘關節附近有陳舊性骨折，或脫臼而癒合不良，或尺神經通過路徑有組織增生，或姿勢不當，造成尺神經壓迫導致。臨床表現乃在尺神經掌管部位有麻木疼痛等異常感覺；嚴重些會有手呈鳥爪般的彎曲變形。在肘關節的尺側凹窩處予以敲擊，會有觸電感傳到前臂或手的感覺（提內耳氏徵象〔Tinel's sign〕）。

橈神經麻痺：因病人遭遇外傷有肱骨骨折，或睡覺時上臂遭受長時間壓迫在橈神經經過的路徑，或該神經長瘤，或神經周邊有壓迫的各種原因，產生了手腕背屈不行、手腕部的背面麻木、手指無法伸直等症狀。

腕隧道症候群：乃腕關節的腹側正中神經經過處，有長時間不良腕關節姿勢或韌帶組織增生肥厚，或周邊骨骼構造異常造成神經壓迫，導致手掌、手指腹面感覺麻木、疼痛，甚至觸電感，亦有可能造成手部肌肉萎縮與手指無力取物的現象。於神經受壓處予以敲擊可能會造成向手掌傳下去的觸電感，或另外可以讓病人雙腕彎曲成九十度（手背夾擠測試〔Phalen's test〕）持續一段時間，若會產生明顯手掌或手指的麻木或不適，就有可能是腕隧道症候群。

安排必要的特殊檢查

放射線X光的攝影

綜合病人描述的症狀、病史與理學檢查的結果，我們會臆測可能病兆有哪些，依照懷疑的病兆所在，有需要排除骨骼不正常的原因，就會安排該處的X光影像檢查。看有無明顯的異常變化，如骨骼變形、結構不穩定、骨刺增生、關節退化病變，或因某種原因造成的骨蝕現象（如惡性腫瘤等）。但是要強調的是，X光檢查無法偵測有無神經壓迫，或肌肉、韌帶發炎等病兆。

超音波檢查

因上肢症狀的可能病兆肩關節附近的病變是常見原因，故可以使用超音波方便偵測有無肩旋轉肌腱炎或斷裂、肌腱鞘滑液囊炎。此外在上肢其他部位懷疑有肌腱斷裂，或軟組織腫塊亦可以超音波探測出有無或分辨位置所在。

上肢肌電圖與神傳導檢查

利用針極扎入上肢不同部位的肌肉，利用電擊刺激觀察肌肉反應，由結果來判定神經，肌肉病變的種類、部位與嚴重度。如區別神經病變的部位來自於頸神經，或周邊神經壓迫，或可能是多處周邊神經病變（如糖尿病）；有無肌肉元病變（如漸凍人），或是神經元病變。

上肢麻與無力，並非只有頸椎神經壓迫這個單一種原因。

舉一個例子，前幾年因新型冠狀病毒造成全球大流行，而研發疫苗來對抗此大流行，就有相當數目的人因注射疫苗而產生一種特殊的副作用反應「格林—巴利症候群」（Guillain-Barre syndrome），造成患者單側上肢（亦有以下肢表現）刺痛合併無力，肌電圖與神經傳導檢查就可以清楚呈現多發性局部神經傳導阻斷，與傳導速度減緩。可藉由此結果，再安排腦脊髓液抽取檢查，呈現蛋白質上升而白血球數目正常的現象，才能正確診斷為此病變。證明電生理檢查在上肢症狀鑑別診斷中有重要角色！

核磁共振檢查

根據理學檢查之後，得到合理臆測的病因是肩關節或是頸椎，再來安排不同部位的核磁共振檢查。

由於核磁共振可以將骨骼構造以外的軟組織，包括軟骨、韌帶、肌腱與神經血管清楚地顯現出來，解像的清晰度遠勝過超音波檢查。比較電腦斷層檢查，則後者對骨骼或鈣化構造的顯示較清楚，對軟組織的區別能力較差。由核磁共振檢查的結果，來印證理學檢查得到的可能診斷，是否得到證實與真正病理原因為何。換句話說，就是核磁共振檢查的結果，與理學檢查結果的可能診斷要互相符合因果關係，才可以真正得到病人病因的診斷。若核磁共振結果不能解釋病人的症狀，或理學檢查發現的不正常徵象，就要再考慮其他原因的可能性，此時最好不要硬將核磁共振結果的不正常發現，做為病人症狀的診斷。如常見情況是核磁共振發現有頸椎右側某節的椎管狹窄，但是病人的症狀卻是左上肢的麻或疼痛。

另外，臨床上常常有病患攜帶外院檢查的核磁共振求診，外院醫師告知頸椎某節椎間盤高度塌陷，椎間盤向後突出壓到神經，建議手術治療，實際上其核磁共振的椎間盤後凸的程度，與髓神經或神經根之間仍有腦脊髓液的相隔，並無壓迫到的情況；又椎間盤高度塌陷乃脊椎退化的必然表現，只要確定該節是穩定的，一段是不會造成症狀的，但是因X光科醫師在打檢查報告時，皆會將檢查結果中所有不正常的現象打入報告中，如椎間盤突出、椎間盤高度下降，或椎間盤脫水變黑等，但不是影像結果中的不正常就是病人症狀的原因。

臨床看診經驗中，就常遇到病人因為影像結果的不正常表現，被當作診斷，而接受了無效的手術治療，甚至因手術產生新的不舒服的後果這樣失敗例子。影像報告中不正常的發現，不一定會造成被檢查者的症狀或病變，有的只是過去經歷過的生活、工作或遇到的外力傷害事件，所累積產生的身體構造上的變化。

專科醫師才有能力分辨哪些不正常的表現，與病患困擾的病痛是相關或不相關的。若之間沒有因果關係的相關，去治療它是不會改善病痛的！

＊軟組織病變
＊周邊神經病變
＊頸神經傳導神經病變

第十二章

如何正確治療
後頸痛與上肢麻痛的問題？

首先，再次強調要正確的治療，一定要先有正確的診斷——究竟病患的症狀的原因是什麼？如前章所述可能原因與如何鑑別診斷。經過縝密的鑑別診斷得到了正確的病因，便可依據各別的病因給予適當的治療。

以下乃先分軟組織、周邊神經與頸椎三類病變，每類病變再依據部位或原因分別討論。

軟組織病變

泛指肌腱、韌帶、關節軟骨等非鈣化組織的病變。再依部位細分如下：

後頸與上背

這個部位的軟組織以肌肉為主，常見問題就是生活工作上長時間久坐、站、低頭，或負重造成的慢性筋膜肌肉過度負擔；肌肉長期承受負擔而累積產生疲勞性發炎。一般民眾常做的運動，例如走路、慢跑、騎自行車、各式球類運動，但這些運動又是會造成上述負擔的原因，而會加重肌肉的疲勞，不但沒幫忙，反而常在運動完後的休息中，加劇肩頸的不適。對於後頸或肩胛骨之間的慢性筋膜炎治本的應付方法，建議採取減少造成負擔的原因，與增加後頸與上背肌肉的耐力兩大方針。這個論點在前面章節討論下背筋膜發炎的治療時已提過。就是這兩項好比天平的兩端，一端是肌肉承受的負擔；一端是肌肉具有的耐力。必須適當的減少負擔讓這一端能上升；另一方面增加肌耐力讓另一端壓下來，則天平就較能呈現平衡，而不會因負擔持續大於肌耐力而造成疲勞加重，使天平一直是傾斜，且會惡性循環，愈來愈傾斜。

後頸與上背肌肉群的負擔從何而來？乃日常生活、工作或運動，造成久坐、久站、低頭、負重這四項原因過度頻繁出現，就會造成這一處的肌肉群的疲勞。若要減少天平這一端的負擔，就必須將早晨雙眼張開到晚上闔眼睡覺，這一天過程中的所有生活瑣事、工作或運動內容，任何可以減少或避免久坐、久站、低頭、負重的機會與持續的時間做到極至。如工作避免長時間固定姿勢；要適當中斷工作休息；休息時亦切忌低頭滑手機；減少或避免過重物件搬運或阻力性動作等。

另一端需要加強後頸與上背肌肉群耐力的方式，如可以游泳（任何泳式皆可）、海豚操，或單獨俯臥時將頭與上背向後仰起，可以使用雙側前臂貼在地面，或亦可雙上肢放在身體兩側懸空。前者有前臂頂著地面，會較簡易好做。後者上肢懸空會較費力難做。乃依自己的能力選擇。或亦可靠牆站立，讓後頭與肩胛部靠在牆壁與出力頂牆壁。以上這些動作皆採出力持續五至十秒後，放鬆回到休息不出力的姿勢，如俯臥時就是頭與上背躺回地面。幾次休息喘息過後，再重覆出力將頭與上背向後仰起或頂牆五至十秒。如此反覆十下至三十下，依據自己的能力加減次數。每日早中晚三回，愈頻繁做與每日不間斷，效果自然較好。

希望經由這些運動能有效強化後頸與上背肌肉群的肌耐力，期望這裡的肌肉較不會再產生疲勞性發炎而反覆產生急性發作，不定期沒預警的產生疼痛難耐的症狀。

急性後頸或上背痛發作時該如何治療？可以戴頸圈（軟硬式皆可）來減少該處肌肉的負擔；可以服用消炎止痛藥與肌肉鬆弛劑來減輕症

狀；發作前三天不建議局部熱敷，因為怕會加重局部發炎產生的腫脹效果。但三天後可以局部熱敷來幫忙局部血液循環，促進消炎；若非常疼痛難耐，可以在前章闡述的枕骨下緣在雙側乳突向內兩公分的壓痛點，局部注射類固醇與麻醉劑（Xylocaine 1% or 2%）的混合劑。有機會可有效改善病患的疼痛不適。

若診斷是此處肌肉群疲勞性發炎，就不建議接受頸椎牽引的復健治療。因為肌肉好比橡皮筋，疲勞鬆弛了就不宜再去接扯它，牽引反而造成肌肉更傷害而症狀加重的可能。

肩關節旋轉肌

由於這個部位並非本人的專長，故不宜班門弄斧做太多的闡述。但是若理學檢查沒有明顯的旋轉肌破裂的表現時，若病人以急性肩關節部位發炎造成的疼痛與活動受限，可以局部注射類固醇加局部麻醉劑的混合劑進入肩關節腔，可以達到快速止痛的可能效果。這個注射亦可稱它為試探式測驗（provocative test），就是如果病人真的是肩關節腔內的軟組織發炎或旋轉肌發炎，症狀就有機會明顯減緩，有效就證明問題出在肩關節。有的病人可能當次的發作就有機會完全改善；有的病人可能只有兩週的改善，但至少證明是肩關節的病變。

除了局部注射外，可以給予肩關節局部熱敷，每次持續二十分鐘後，再讓肩關節做各方向的活動，或緩慢地逐漸增加關節活動範圍，如手指爬牆壁的復健治療。但不論採取何種治療，都必須同時盡量讓肩關節休息。若症狀再惡化或此試探式試驗沒有效果，再安排運動醫學科的次專科醫師詳細診療。

肘關節的橈側或尺側上髁炎（epicondylitis）

如前章所述，乃工作或生活上過度的肘關節阻力性的負擔過多過度，或出力扭轉肘關節過度頻繁或扭傷，會造成局部疼痛而難以施力，或有順著該肌肉群的走向向手部延伸性的麻痛感。治療亦是強調休息，避免相同原因的繼續造成該肌肉群過度收縮出力；可以在肘關節處穿戴彈性的護具，使各種肘關節動作對該受傷的肌肉群不再承受負擔，而會藉著該護具避開這些負擔。同樣可以局部熱敷；或頑固性發炎可以考慮注射類固醇加局部麻醉劑的混合劑。

近來有復健科醫師使用富含血小板濃縮血漿局部注射取代類固醇，但由於實證醫學資料仍未有定論，故不適合推薦讀者嘗試此治療。

腕關節處大拇指基部腱鞘炎（De Quervain disease）

局部會腫痛難以握拳或抓取東西。治療亦以休息為主，避免這個部位的肌腱繼續出力，也可以準備固定腕關節至大拇指的護具，來達到此處肌腱完全限制收縮或拉扯的動作；對極度疼痛或頑固型發炎，可以嘗試局部注射類固醇注射。但不宜反覆注射太多次，因有可能類固醇會造成局部彈性組織變得脆弱，而因反覆注射造成肌腱容易斷裂的後遺症。其他如熱敷、口服消炎止痛藥可以短暫使用緩解發炎現象。

周邊神經病變

常見的長時間困擾的上肢周邊神經病變，為肘部壓迫性尺神經病變（延遲性尺神經麻痺）與正中神經壓迫症候群（腕隧道症候群），又以後者發生率高於前者。若理學檢查懷疑加上上肢神經傳導檢查（EMG and NCV of upper limb）結果確認診斷，對前者則可以先於局部予以護具保護，與減少造成局部神經再反覆壓迫的原因或動作，加上服用消炎止痛藥，或尋求復健醫師的治療。若如此的保守療法無效，則可以找次專科醫師確認肘部尺神經壓迫的位置與原因，安排尺神經減壓與相關必要的手術，如尺神經前位移位，或變形肘關節骨骼的切骨矯正術等。

若診斷為腕隧道症候群，經保守治療無效，或手部相關肌肉因神經壓迫嚴重或過久而產生萎縮，則最好執行手術將腕隧道肥厚的橫向韌帶切開來，放鬆受壓迫的正中神經。

頸神經傳導神經病變

若理學檢查結果與影像檢查（如頸椎核磁共振）結果互相符合一致，得到頸椎有骨刺或椎間盤突出造成頸神經傳導神經病變的確定診斷，可以先採取保守的治療，包括頸圈保護；減少長時間坐、站、低頭與負重等原因；服用消炎止痛藥；頸部熱敷牽引的復健治療。

最新亦有超音波導引，或X光導引行病兆神經根類固醇加部麻醉劑的注射治療，可以將較嚴重的神經發炎達到迅速消炎與止痛效果，可以減輕保守治療期間的症狀不致於太嚴重難耐。

倘若症狀延續太長，超過三個月以上；或有神經功能缺損，如肌肉無力；或症狀在過去幾年中過度頻繁的反覆發作，且證實原因為傳導神經病變，而非筋膜發炎。達到以上三個適應症，就不得不採取手術治療。由於頸椎退化性病變乃由椎間盤起始；故造成頸神經壓迫的病因亦常發生在椎間盤附近，如椎間盤軟骨突出、鉤椎關節骨刺、後縱韌帶鈣化增厚、終板骨刺增生等，可以經前方將病兆節的椎間盤軟骨切除，就可執行移除椎間盤後方的上述原因，達到後外側頸神經根的減壓效果；減壓完成再依病人狀況（椎間盤術前高度、面關節、退化嚴重度、該節穩定度、骨質疏鬆有無等），選擇使用人工椎間盤或支架置於原本椎間盤的位置，取代椎間盤與穩定上、下椎體的作用。

人工椎間盤是可活動的設計，乃可以保持該節段的活動度。但是有適合使用的適應症，且只有部分廠牌得到美國食品藥物管理局（FDA）核准可以使用兩個節段（兩個椎間盤），不然只適合使用於一節椎間盤。使用人工椎間盤的適合的對象（適應症）為：椎間盤高度不能小於三毫米（3mm）或正常椎間盤高度的一半、面關節無明顯退化表現、無骨質疏鬆、無滑脫等不穩定情況、非骨折、感染、腫瘤相關病變、無免疫相關的脊椎關節病變（spondyloarthropathy）（如類風濕關節炎、僵直性脊椎炎等）、無後縱韌帶鈣化。

不適合使用人工椎間盤則可使用支架（cage）。支架就是置於椎間盤中，將來會與上下椎體融合在一起，該節段會變得不會動。但是造成穩定該節段的效果，就不會有頸部節段不穩定產生的頸痛，且該節段亦不會再有產生骨刺與壓迫神經的情況發生。

截至目前二〇二三年底的實證醫學報告，仍無法證明人工椎間盤的效果優於支架，包括臨床症狀改善的結果、手術合併症。理論上人工椎間盤有保持該節數的活動度的特點，希望能避免支架造成椎間融合後，會將原有該節的負擔移轉到相鄰節段的椎間盤，造成相鄰的椎間盤負擔增加而加速其退化的速度，擔心爾後容易發生鄰近節病變，如不穩定或骨刺增生而再壓到神經。但最新十年的臨床比較研究，兩者無顯著差異。所以尚待將來更多的實證來解答。故亦在此強調，若健保署特材申請使用不符適應症而不給付，不一定要借錢來自費使用，支架亦可達到滿意的症狀改善，不見得一定會發生鄰近節的病變。

若神經壓迫的節段超過（含）三個椎間盤，或頸椎有伴隨不穩定的情況（如滑脫），則執行完椎間盤切除與椎體間支架融合術後，則會再以金屬骨板固定這些手術節段，以防止支架鬆脫與增加融合成功率。依照本人三十年來的臨床經驗，一節或兩節支架置入不需要再用骨板固定，只要注意手術中避免使用過大的支架，造成過度撐開椎間高度，與妥善終板的處理，就會得到高融合成功率。但是似乎全世界已演變成所有前位頸椎椎體間支架融合皆會植入骨板的趨勢，但是骨板的使用不當，如骨板的上下緣太靠近鄰近節，亦是一個容易造成鄰近節病變的危險因子。所以骨板使用的設計選擇與技術也是必須要強調與重視的，才能避免或減少骨板使用的合併症。

另外，多節的病變或狹窄壓迫神經的病變在椎體後方，無法由單純的椎間盤切除達到病兆移除的結果，則可採前位椎體切除與較長的支架或植骨融合術；或可改由後位手術椎板整型術（laminoplasty），或後位椎板切除加骨釘固定融合術。前位椎體切除的方式，有手術時間較長與流血較多與合併症機率較高的缺點；後位手術方法中的椎板整型術，適合的對象為矢狀面弧度無過度後凸（小於十五度）與無不穩定的條件。優點是仍保留脊椎的部分活動度。椎板切除與骨釘固定融合則會造成頸部活動度較大降低的影響，尤其是低頭，合併症亦較椎板整型術多。

經由仔細的鑑別診斷的過程，得到了正確的診斷，才會有正確的治療，才會得到較優的治療結果。

總結

人類是地球上最高等的生物，正常的生理功能的運作，是一連串複雜的牽涉到許多器官系統的相互作用。所以表現出的任何功能上或主觀感受上的不正常或症狀，亦非單一器官或單一構造的不正常，或功能失調所造成，而是可能是多重原因，共同造成病人的不舒服的感覺或表現。

如本書的主題，下背痛有可能是肌肉發炎與骨骼構造退化共同造成的結果。但是可能兩者對症狀的貢獻度多少不等。若肌肉發炎占下背痛八〇%的原因，骨骼如腰椎退化只占二〇%的原因，治療就應該針對肌肉發炎來著手，而不宜去執著治療腰椎的退化。因為腰椎的退化如有退化性滑脫，治療的方法只有手術去固定這個滑脫。但是若只占下背痛的些微的原因，如在前面章節提過，骨骼的退化可能有被自我修復（骨刺增生與周圍韌帶的肥厚），而將骨骼的不穩定變成一個較穩定的構造。此時去處理這個退化的骨骼是沒有太大的幫忙的。反而因為手術又將會是另一種不舒服的原因。或許是這個原因，臨床上時常遇到接受過腰椎手術病人的抱怨，手術不但沒有解決問題，反而更不舒服。甚至有少部分的病人因為原先的問題仍在，又有新的不舒服症狀產生，因此而造成心理上的很大的負擔而演變成憂鬱，久久走不出來的悲慘下場。

因為醫生亦無法清楚地了解造成症狀的多重原因中，哪一個原因占了較大的比重。所以除了尋求專業醫生的協助，經由詳細的病史詢問與理學檢查（如前面的章節描述）分辨各個原因的占比輕重，再決定採取怎樣的治療。若懷疑或不排除肌肉是可能原因，就建議採取肌肉的保養方法（減少過度肌肉使用的原因，與視情況採肌耐力強化的運動）。若是肌肉的原因為主，如此的保守治療是有機會讓症狀明顯改善的。在臨床門診經驗中有非常多的實例驗證這個情況。

若在保守療法三個月的期間，有任何新的症狀改變，再臨時回去尋求醫生的意見，是否診斷有改變。否則三個月以上的保守療法完全沒有改善，甚至惡化，再給醫生評估有無其他原因的可能性（如前面章節造成下背痛的可能原因有許多，只是明顯的表現出不同原因的症狀是慢慢才會出現的，或是表示骨骼退化才是主要原因）。

在本人當醫學生的時代，老師教導了許多疾病的診斷步驟，先是詳細病史詢問，再來仔細完整的理學檢查，得到了幾個可能的候選診斷，最後再以一些抽血或影像檢查，來印證哪一個候選診斷是正確的。

但是隨著新發明的檢驗種類愈來愈多，愈來愈深入，以及影像檢查發展到核磁共振，低劑量電腦斷層與更精準的正子攝影，似乎養成了醫生過度依賴這些檢驗或檢查來做診斷，或太早給予病患安排這些先進的影像檢查項目，而忽略了前段的病史詢問與理學檢查。

因為檢驗與檢查結果有別於正常，不完全代表就是病人疾病或不舒服主訴的原因。若是根據檢查的異常結果，但並非病人不舒服的原因，就會造成不正確的診斷，與後來不正確的治療。不能因為人長得醜就一定是壞人；同理，不能因為脊椎X光檢查有退化，就是背痛與肢體麻痛的原因！

前章有稍微提過，即將成為可以獨當一面的主治醫師，在五年的住院醫師訓練中，幾乎沒有機會有完整的「門診學習」，在病房中遇到的病人都是已知診斷，X光或核磁共振都存在有支持此診斷的不正常的影像。

所以在本人推測，如此的學習模式，容易教育住院醫師，當X光或核磁共振影像呈現退化性變化，就是得到診斷的依據，而忽略了背痛與肢體疼痛，不只脊椎退化的可能原因，要排除肌肉發炎、上肢如肩關節、肘關節；下肢如髖關節或膝關節的病變等其他可能性。

當缺乏門診學習老師們如何得到診斷的過程，而單純只在病房內由影像結果來診斷病因，就很容易得到不正確的診斷，而讓病患接受了不正確的治療，甚至接受了不正確的手術。

新養成的年輕主治醫師，若是他們的訓練模式是如上所述的過程，很有可能變成常態，老一輩老師們如何正確診斷的技能，可能後繼無人而逐漸失傳，造成爾後世代的國民的醫療，會變成新一代醫師的診療模式，即根據檢驗、影像檢查結果做為診斷的依據。

這樣的演變究竟是有助人民醫療福祉的發展，還是反而製造出更複雜難處理的衍生問題?!

有鑑於臨床工作中發現病患因上或下背痛或上或下肢疼痛接受了

頸或腰椎手術後症狀沒有改善，或仍有部分症狀留存造成擔憂或困擾的案例。結果發現可能診斷上還有非頸或腰椎的病變存在的可能，由前面各章節概述了可能的鑑別診斷有哪些，希望給予普羅大眾一些基本了解，若不幸自己或親友遇到類似的疼痛時，可以初步判斷可能的原因有哪些可能，可以自我從事一些初步的處置；若症狀太過嚴重難耐或初步處置效果不彰，則建議找專科醫師尋求正確的診斷與醫療。

另外，提供了可能產生類似症狀的不同病因與各別的特點，可以讓患者本人有適度的認知，再與專家討論真正的病因為何。

因為在現今醫學次專科的過度發展，如骨科又細分出外傷骨科、運動醫學科、關節重建科、脊椎科、小兒骨科、腫瘤骨科、手外科、足踝骨科八個次專科。所以一個下背加下肢疼痛去看不同的次專科可能會得到不同的診斷。如進入關節重建科門診，可能只會找有無可能是關節病變造成；進入脊椎科門診會照腰椎X光，看有無腰椎的病變。萬一真有髖、膝關節或脊椎方面造成的退化病變，有可能就會分別診斷為各自次專科的疾病。其實還有肌肉病變的可能，或其他部位或構造無法靠局部的X光檢查可以診斷出來的一些病變；或骨科以外的疾病，也有可能會有類似的症狀表現，以上種種可能在次專科門診可能容易被忽略，而造成診斷結果有所偏差。

以上種種皆在本書中有概略的描述。總之，就是強調鑑別診斷在主訴是背痛與肢體症狀時的重要性。經由仔細的鑑別診斷的過程，得到了正確的診斷，才會有正確的治療，才會得到較優的治療結果。

雖然醫學的發展仍未達完美，許多病患的治療仍未達藥到病除，或一刀見效的境界，但至少要盡量避免白挨一刀，造成不必要或甚至會困擾的後遺症發生。這才是想寫這本書的真正目的。也希望能幫助到有需要的人。

願台灣的公衛醫療發展，能繼續朝全民健康的理想目標前進。

我需要開刀嗎？

——骨科如何正確診斷背痛與肢體麻痛

生命有路 013

作者——牛自健

封面設計——吳佳璘
內頁設計——兒　日
責任編輯——施彥如

發行人兼社長——許悔之
總編輯——林煜幃
設計總監——吳佳璘
企劃主編——蔡旻潔
行政主任——陳芃妤
編　輯——羅凱瀚

藝術總監——黃寶萍
策略顧問——黃惠美．郭旭原．郭思敏
郭孟君．劉冠吟
顧問——施昇輝．宇文正．林志隆
張佳雯
法律顧問——國際通商法律事務所
邵瓊慧律師

出版——有鹿文化事業有限公司｜台北市大安區信義路三段106號10樓之4
T. 02-2700-8388｜F. 02-2700-8178｜www.uniqueroute.com
M. service@uniqueroute.com

製版印刷——鴻霖印刷傳媒股份有限公司
總經銷——紅螞蟻圖書有限公司｜台北市內湖區舊宗路二段121巷19號
T. 02-2795-3656｜F. 02-2795-4100｜www.e-redant.com

ISBN——978-626-7262-96-2
初版——2024年10月

定價——320元

我需要開刀嗎？——骨科如何正確診斷背痛與肢體麻痛 / 牛自健著 —初版．— 臺北市：有鹿文化，

2024.10．面；14.8×21 公分 —（生命有路；013）

ISBN 978-626-7262-96-2（平裝） 1. 骨科 2. 診斷學

416.6 ············ 113012774